元気が出る「美・健・食」

ジェニー牛山の美と食の四季

ジェニー牛山

日本教文社

出版によせて――メイ牛山（美容家）

このたび、娘ジェニー（ハリウッド美容専門学校校長）が、私達の健康にとって、大切な食事法と、四季折々の自然や小さな生きもの達との心の交流などを綴った随筆を本にまとめました。

ジェニーは若い頃、体があまり丈夫でなかったこともあり、美容と健康のための食事や心の持ち方の研究を重ねて、徹底的に実行しています。

本書では、これらの体験と研究を通して得た数々の知恵を皆様にご紹介しています。

私達が活躍した二十世紀は、人の美しさは、ヘアースタイルやメイクアップなど、外観を美しくすることで満足していました。その点、日本女性はかなりハイレベルに達してきました。

しかし二十一世紀は、それにとどまらず人間としての立派さが求められる時代です。これは、特に中高年の方にとっては必要と思います。それには、心の美しさと健康な体と自分の価値観を表現する装いをトータルに研究し、実践することが大切です。

本書を、健康で美しく、人生を大いにエンジョイできるライフスタイルをつくるためのご参考としてお役に立てていただければと思います。

平成十六年八月

プロローグ

私が自然食を始めたのは、ちょうど四十二年前の昭和三十七年、私が十六歳のときです。それまでのわが家の食生活は、父が若い時アメリカに住んでいたため、アメリカンスタイルの食生活をしていました。

朝食は、その頃の日本はまだごはんに味噌《みそ》汁の時代でしたが、わが家は時代の最先端を走って、トーストにたっぷりバターをぬり、ハムエッグかベーコンにコーヒーといったものでした。学校のお弁当は、ごはんに牛肉をしょうゆで焼いたもの、夜はハンバーグなどの洋風のおかずの毎日でした。

その頃のわが家の健康状態は、父は今でいう花粉症で年中鼻水が出て、胃腸が弱く、常にどこかしら悪い状態でした。母はちょうど更年期で、階段の昇り降りも苦しく、もうこのへんで仕事もそこそこにと言っていました。

私は酸性体質で、冬は手がしもやけになり、赤黒い手をしていました。脂《あぶら》のとりすぎで、夜中はよく腹痛に悩まされていました。そんな時、いつも苦い「熊の胆《い》」の薬を飲み、治していました。

日曜日に家族で行くドライブの途中も車に酔い、楽しみどころか苦しみのドライブといった状態でした。一見おだやかな性格なのですが、内面は神経質でピリピリしていました。

そんな時、自然食研究家の栗山毅《き》一《いち》先生との出会いがあり、家族の食事が一変しました。つまり、日本の気候風土に合った米食と野菜や果物、生水の、日本本来の食事をとる生活に変えたのです。

まず母と私が実行したところ、日一日とうす紙をはがすように体調がよくなっていきました。父と祖母はというと、それまでの食生活と正反対の食事法でしたので、はじめは見守る感じでしたが、母と私の調子がよくなったのを見て、半年後にこの食事法に切り替えました。

そして家族そろって日本の風土に合った食生活を始めて気づいたことは、体調がよくなり、健康になるとともに、肌や髪など、美容面でとても成果があったことです。

それまでキメがあらく、毛深かった肌も、いつの間にかキメが細かく、色も白くなり、不思議なことに手足の濃い毛も七年たったころにはなくなってしまいました。髪もそれまではパサパサだったのに、とてもしっとりときれいな髪質になりました。まさに、古来いわれてきた「医食同源」を身をもって体験いたしました。

母・メイ牛山は、「三大美容法」をこのころより提唱し始めました。つまり、

①肌と髪の美容法――外からのお手入れとして、化粧品で洗顔、パック、シャンプーをしたり、マッサージをして血行をよくし、肌や髪を清潔に整え、活力を与えます。

つぎに、②食事からの健康美容法――内からのお手入れとして、体内を整え、血液をきれいにするよい食事をとることで、肌も髪も美しくなります。食事が悪いとそれが原因で肌が荒れてきます。

また、本当に美しくなるには、③心からの美容法――心から心配やイライラなどよけいなものをとりのぞき、明るい心を持つことです。

この三つを〝美容の三原則〟として、母と私は提唱しています。

とくに、③の心の浄化は大切で、精神が安定すると血液もきれいになり、肌や髪も自然に美しくなります。

私の心の体験をお話ししますと、私の幼い頃は、父母が仕事に大変忙しい毎日で、私はいつも寂しい思いをしていました。思春期の頃は、そんな父母に私は反抗心をもっていましたが、青年の頃、生長の家の創始者である谷口雅春先生の「生命の実相哲学」を学ぶことによって、父母に感謝することを知り、明るい人生が開かれました。

つまり、今、私がすばらしい人生を生きることができるのは、「生命のパイプ」となった、父母がいるからであり、その父母に感謝することが、明るい人生がはじまる基本であることを知ったからです。

十二年ほど前、更年期や年齢的な変化の時期であったのでしょう、体調の悪い時がありましたが、よい食事をとること、明るい人生観を持つこと、そして自然の海や森に接することよって私は癒され、元気を得ました。そして四年ほど前、数学者でお茶の水女子大学教授の藤原正彦先生の御講演を拝聴する機会を得、「情緒豊かな人こそ人間として大きく成長する」とのお話をうかがい、大変感動し、思いきって、今まで心にため、またメモをしておいた、自然への想いなどを発表させていただこうと思いました。私の身をもって知った体験が皆さまのお役にたてば幸いです。

女性《ひと》が真に美しく幸せになるためには、まず健康が基本です。それには、毎日の食事のとり方がとても大切です。この三位一体のコンセプト「美・健・食」について、今回はとくに「食」というテーマから光を当て、この十年間、いろいろなご本に載せていただいた私のオリジナルの献立も含めてご紹介いたします。

体によい食材をなるべく手を加えず用い、かんたんに作り、しかも美味しいお料理が体の健康をつくり美をもたらす基本であること、これは私の信念です。そしてこれらを具体化した食事の献立を、春・夏・秋・冬に分けてご紹介いたします。

今回は、献立の組み合わせもご紹介いたします。一日の食事では、バランスが大事だからです。朝の献立、昼の献立、夜の献立それぞれの組み合わせ方もご参考になればと願っています。

食生活を整え、健康で、美しく、幸せな人生を送りましょう。

元気が出る「美・健・食」——ジェニー牛山の美と食の四季……目次

春の章　21

【春の朝食におすすめの献立…1】　41

秋の章

冬の章

章扉写真・本文イラスト――ジェニー牛山
本文レシピ写真――室山貴義

春の章

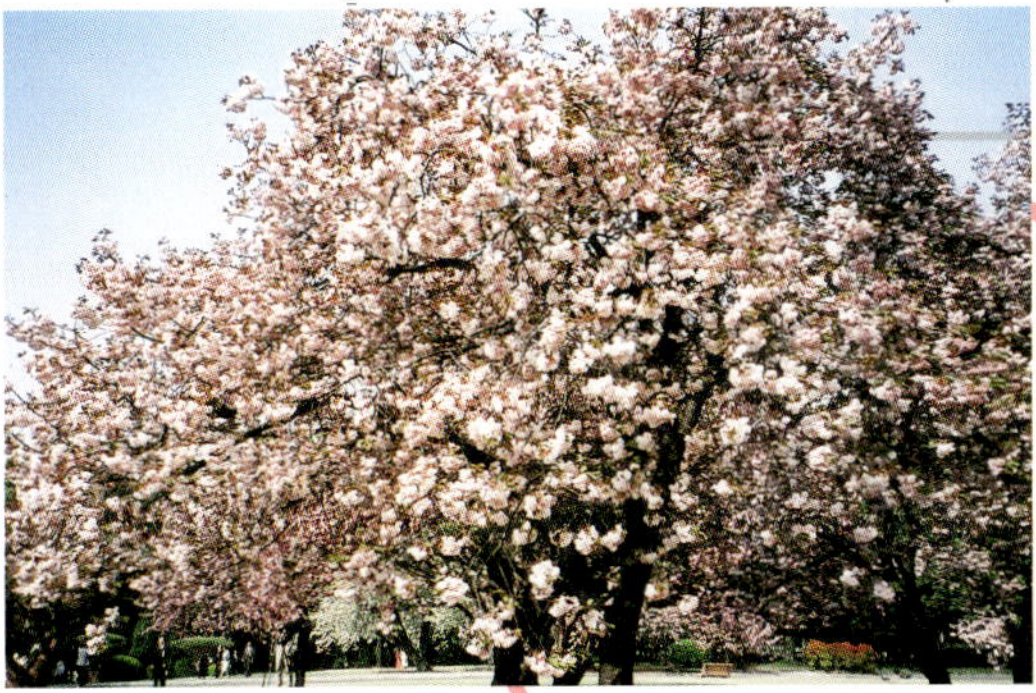

新宿御苑にて

◆早春の庭にて

夜明けを待ちかねたように、あちらこちらから鳥たちのさえずりが聞こえてきます。外を見ると、木々の新芽をついばんでいる鳥たちの姿が見えます。この時期、やわらかな新芽は、鳥たちにとって、いちばんのごちそうなのでしょう。その様子は、生き生きとして、いかにもうれしそうに見えます。

かつて住んでいた六本木の家には、たくさんの木々や草花がありました。

「ここが六本木？」

と、訪れる方を驚かせるほど、自然が豊かな、広い庭でした。植物園のように、ありとあらゆる花、果実、盆栽がありました。庭いじりが好きだった父が植え、そして育てた植物が庭いっぱいにあふれていました。

庭のはしには、大きな石の水瓶《みずがめ》があり、そこに水がたまって、ちょうど小さな池のようになっていましたが、毎年、庭の茂みに住んでいるガマガエルがそこに卵を産みにきました。

毎年その石の水瓶にオタマジャクシが泳いでいるかと思うと、やがて小さなカエルとなって、ポトンポトンと土の上に飛び降り、また庭の茂みに入っていくのでした。茂みには、何十匹ものガマガエルが住んでいました。

ある夜、私の子どもがその茂みから、五センチほどの大きな一匹をてのひらにのせて、家の中の明るい場所にもってきて、みんなに見せてくれたことがありました。

カエルは、わが家の庭で自由にのびのびと暮らしていたせいか、とても可愛らしく、きれいな、いきいきした眼をしていました。もちろんそのあと、子どもはカエルをそっと元の場所に返してあげました。

藪《やぶ》の奥にはモグラ、崖のところにはヘビも住んでいました。

庭の隅に私もみつばを植えました。これは、八百屋さんで買ってきたものを、上の葉のほうだけ食べて、根っこの部分を残しておいたものです。その根は、すくすくと新しい芽を伸ばし、りっぱな葉を茂らせました。わが家では毎朝、サラダにしたり、三杯酢をかけたりして食べていました。

スミレの花もありました。私はこの紫色の小さなスミレが大好きで、早春、可憐《かれん》な花が咲きそろうのをとても楽しみにしていました。また、ユキノシタが、小さな純白の花びらの上に、宝石のように光る朝つゆをちりばめながら、たくさん咲いていました。

六月になると、クチナシの花が満開になり、朝露の中、庭の中がクチナシの香りでいっぱいになるのでした。

また、清らかな香りの紅梅《こうばい》と白梅《しらうめ》、息を呑《の》むほど華やかで愛らしく花を咲かせる桜、そして、樹齢が百年にもなる大きなスダジイの木がありました。この他、いちご、夏みかん、レモン、きんかん、もも、小りんご、いちじく、なしなどもありました。

「植物は話しかけるとよく育つ。そして愛情をもって育てると応えてくれる」と、父はいつも言ってました。その成果でしょうか、豊かな土壌の上で、木や草花がとても豊かにのびのびと、いきいきと愛情をいっぱい受けて育ちました。そして色彩豊かな美しい花が、いっぱい咲きそろいました。気むずかしいといわれるバラも、りっぱな大きな茎に育ち、よい香りでいっぱいの、白・黄・ピンク・赤・紫……の花々が、見事に大輪の花を咲かせました。

日当たりもよいせいか、春・夏・秋のほとんどの季節に、花が咲いていました。驚いたことに、花の咲かない季節にも、三、四輪のバラの花が咲いているのでした。

◆「滋養《じよう》のある食事」がもたらしたもの

父は、アメリカでの生活が長かったため、すっかりアメリカ式の食事になじんでいました。一方、母は無類の新し物好き。その上、料理上手でもありました。当然のなりゆきとでもいいましょうか、一九五〇年代にあって、わが家の食卓はとてもハイカラなものでした。

プロローグでも述べましたが、当時の朝食は、ハムエッグに、バターをたっぷりしみ込ませたトースト、そしてミルクコーヒーです。お弁当のおかずは、牛肉を油としょうゆで炒めたもの。夕食は、ステーキやハンバーグなどです。当時、多くの日本人があこがれていたアメリカ式の肉食中心のメニューでした。

お客さまの多い家でしたから、みなさんをお招きしては、しょっちゅう庭でバーベキュー・パーティを開いていました。肉汁のしたたり落ちる分厚い牛肉をジュージューと焼いては、おなかいっぱい食べていました。当時としては、豪勢《ごうせい》で、目新しい食べものでした。それこそ「よかれ」と思って、みなさんにもふるまっていたのでしょう。

もちろん父も母も「肉を食べると健康になる」と信じていました。とにもかくにも、おかずといえば肉料理の多い食生活でした。当時の言葉で言うところの〝滋養のある食べもの〟を毎日、食べていたわけです。これだけ肉食を毎日続けているのですから、人一倍、健康であってもおかしくないはずなのですが、実際は、それとはまったく逆でした。家族はみんな、それぞれ体に不調を抱えていました。

これもプロローグで述べましたが、父は、花粉症のような状態で、一年中いつも季節に関係なく、鼻水に悩まされていました。胃腸も弱く、胃炎や腸炎をたびたび起こしていました。母は、いま思えば、更年期の症状だったのかもしれませんが、疲労がひどく、階段の昇り降りも大変な状態でした。しかもたびたびめまいに襲われるものですから、仕事も「このへんで切り上げよう」と言っていました。

私といえば、だいぶ神経質な子供だったように思います。肉の脂《あぶら》が原因で、腹痛もよくおこしていました。夜中に腹痛で目が覚めることもしばしばでした。そんなときは、「熊の胆《い》」という苦くて黒い薬を飲んで痛みを止めていました。

慢性の結膜炎にも悩まされ、週三回、五年間もお医者様のところに通っていました。家族でドライブに出掛けても、胃腸が弱かった私は、車酔いになり、楽しいどころではありませんでした。

「具合が悪い……」

一向に改善しない体の不調をかかえ、家族みんなが厚い壁に突き当たっていました。もちろん、その原因が食事にあるとは思ってもみませんでした。

自然食との出会い

昭和三十七年、知り合いの方が、母に自然食研究家の栗山毅一《きいち》先生をご紹介くださいました。自然食という言葉は、当時はまだあまり知られていませんでした。日本は高度成長期の真っ只中、「消費は美徳」という時代です。家族で外食するのがみんなの楽しみになっていました。

ハンバーグやカレーライスが人気を博し、炭酸飲料やインスタント食品、スナック菓子が流行りだしたのもこのころです。これまでの日本人の食生活が、一気に欧米化した時期にあたります。そんな時代にあって、わが家は、世間の流れとは逆に、白米と生野菜と果物を中心とした日本の昔ながらの食事へと方向転換をはかりました。

栗山先生は、肉食中心のわが家の食事内容を聞くや、母にこうおっしゃったそうです。

「そんな食生活を続けていたら、長生きできませんよ！」

当時は、胃の痛みには胃薬、熱には解熱剤、目の充血には目薬、頭痛には○○、鼻水には××、という感じでした。不調の根本原因など知る由《よし》もなく、ただただ対症療法として、薬で症状を抑えるしかないと思っていました。限界に近づいてきていた私たちにとって、栗山先生の食事法と出会ったことは、まさに大きな転機でした。（現在は、ご子息の栗山昭男先生が継承されています）

こう言われて、

「食事を変えて、健康を取り戻してください。病気はおのずと消えていきますよ」

「病気の原因は食事？」

家族のためにと、せっせと食事を作っていた母にとっては、少なからずショックだったに違いありません。しかしすぐさま、

「はい、わかりました。先生、ぜひご指導ください！」

立ち直りが早いのも、すぐに実行に移すのも、母のよいところです。栗山先生のご指導を熱心に受け、食事をすべて健康のための食事に切り替えました。当時十六歳だった私も、母にな

らって、食事を切り替えました。

ところが、父や祖母はというと、すぐさま食事全部を切り替えるには至りませんでした。「食事で体質を改善する」と聞いても、半信半疑でした。今から四十二年も前のことですから無理もありません。それに父は、肉をはじめ油やしょうゆを使ったこってりとした料理が好きでしたから、そう簡単には食事を変えるのは難しかったようです。

「自然食」に切り替えた母と私は、うす紙をはがすように、一日一日と体調がよくなっていきました。そして「毎日、少しずつよくなっていっている」と思うと、この上なくありがたく感じられました。そして半年後、具合がよくなった母と私を見て、父と祖母も、ようやく私たちのやっている食事法を信じるようになり、食事を切り替えました。その結果、みんなの具合がよくなっていきました。

「以前は、つねにだれかしら具合を悪くしていたのに、全員そろって元気だなんて。こんな幸せなことはない！」

心からそう思えるようになったのです。父にいたっては、体調ばかりでなく、「美容界の織田信長」と言われるほど激しかった気性まで、晩年にはおだやかなものへと変わっていました。

食事の重要性をあらためて実感した私たちは、

「このままでは、二十年後の日本は病人だらけになってしまう」

と危惧《きぐ》していました。それが今や、現実のものとなってしまっています。がんや高血圧、糖尿病、心臓病、痛風といった生活習慣病、アトピー性皮膚炎や花粉症などのアレルギー症状に悩まされている方々の何と多いことか。

私たちも折に触れ、自分たちの体験や食事法について、いろいろな方にお話ししてきました。しかし、これほどまで深刻な状況になるとは、正直なところ、予想していませんでした。

体質も気候もまったく違う欧米の食事は、私たち日本人の体には合わないのです。ましてや化学調味料や食品添加物といったものは言うにおよびません。農薬や防腐剤といったものは、毒そのものです。

わが家で実践してきた「自然食」は、簡単にいうと、肉食を避け、でんぷん質をしっかりとり、旬の野菜や果物、甲殻類や貝類、加熱していない水分をしっかりとるというものです。はじめのうちは、物足りなさを感じるかもしれませんが、しばらくすると、〝体がよろこんでいる〟ことを実感できるようになると思います。病気を寄せつけない体へと変わっていくのです。

時間はかかりますが、私自身の実体験と、病気を克服した多くの方々を見てきた限りでは、確実に効果をあげています。ぜひみなさんもご参考にしてみてください。

◆体に必要な栄養は、旬の食べものが与えてくれる

四季折々の自然の恵み、いわゆる〝旬〟の食べものには、その季節ならではの味わいがあり、香りがあります。いまは生産技術が発達して、四季を問わずに出回るものも多くなりましたが、

やはり本来の時期にとれるものがいちばんだと思います。

旬の野菜には、その野菜が本来もっているビタミンなどの栄養が、たっぷり含まれているばかりか、とてもおいしいですね。それは私たちの体にとって、その時期に必要な栄養ばかりです。

たとえば、さくらんぼは、梅雨時《どき》のものです。うっとうしくて、だるいときにこれを食べると、カリウムの働きのお蔭《かげ》で、梅雨時の湿気でふさがれていた毛穴が開いて、炭酸ガスなどの体内のガスが排泄されるため、体が楽になります。

またスイカは、真夏にたくさん汗をかき、体内の水分が欠乏した時に食べると、水分の補給になるばかりでなく、体力をつける働きをします。そして味も最高においしいですね。ただ、旬である夏の季節以外に出荷されているスイカを食べても、あまりおいしいと感じないのは不思議です。やはり旬は味がいいですね。

またたとえば、ほうれんそうの場合、一年中、お店に出回ってはいますが、本来は冬が旬の野菜です。夏のものと冬のものとを比較してみると、冬のものは、夏のものよりビタミンCがずっと多く含まれているといいます。またほうれんそうは、霜《しも》をかぶるとおいしくなるのだそうです。やはり、本来育つべき時期に育ってこそ、栄養をたくさん含んだ味のよい野菜へと育つのでしょう。

このように、自然というものはありがたいもので、暑い季節には体温の上昇を抑える食べものを、寒い季節には体をあたためる食べものを私たちにもたらしてくれます。時季に応じて、もっとも必要となる食べものを、自然はちゃんと用意してくれているのです。しかし私たち現代人は、せっかくの自然の恵みを無視した食べ方をしがちです。これでは自然に対して申し訳ない、そんな気さえしてきます。

私たちも、自然界に生きる一生物ですから、自然に反するようなことをしていると、体の調子が狂ってきます。鳥たちが夏毛と冬毛を変えるように、私たちの体も季節に応じて変化しているのですから。

暑いといってはクーラーをかけ、寒いといっては暖房をつける。おまけに季節に関わりなく、嗜好《しこう》に合うか合わないかを基準に、食べるものを選ぶ。そうしたことが当たり前になっています。これでは体のほうも、いつが夏なのか、いつが冬なのか、わからなくなってしまいます。混乱をきたして、うまく働くことができなくなってしまうのも当然です。

「医食同源」という言葉がありますが、食べものに無頓着《むとんちゃく》では、健康を保つことはできません。頭ではわかっていても、私たちはそうした基本をなぜか忘れがちです。

そして頭痛には鎮痛剤、胃の痛みには胃薬と、症状が起こってから対処をします。もちろん薬を否定するつもりはありません。薬でないと治せない病気もありますし、忙しい世の中ですから、すぐに治らないと困る、ということもあるでしょう。

とはいえ、できればこういうことのないためにも、ふだんから、野菜や果物をとって健康をつくるように心がけましょう。

◆気候風土に合ったものを食べる

「身土不二《しんどふじ》」という言葉があります。これは、身体と生まれ育った土地とは密接に関わっている、ということを意味しています。つまり、生まれ育った土地の食べものが、いちばん体に合う、ということを示唆《しさ》しているのです。

私たちの祖先は、高温多湿で農作物の生産に適したこの地に暮らしてきました。米を主食に、野菜や海藻などを副食にして。たんぱく質は、豆類や魚介類からとってきました。高温多湿の日本では、でんぷん質をとって体をあたためると、体調が整うようになっています。日本人の腸は欧米人に比べて長く、食物繊維を消化するのに適しているといいます。まさに「身土不二」の言葉通りですね。

また、私たちの祖先は、古くから牛や馬を飼っていました。しかしそれは労役用であって、食べるためにではありませんでした。食べようと思えば、食べることもできたのでしょうが、そうはしなかった。それは、仏教の教えがあって肉食を避けたという部分もあるでしょうし、それが私たち日本人の体に合っていないことを、経験的に、あるいは感覚的にわかっていたからだと思います。

生まれ育った環境にあるものでも、体に合うものと合わないものとがあることを知っていて、これを取捨選択《しゅしゃせんたく》してきたのでしょう。その結果が、日本の伝統的な食生活として受け継がれてきたのだと思います。

ニューヨークに住んでいる知人の話では、現地に赴任している日本の商社マンは、食べものにとても気を使っているということでした。食事が合わなくて病気になりがちだからだそうです。日本の食事もかなり欧米化していますから、さほどの違いはないようにお感じになるかもしれませんが、食事に気をつけないでいると、とたんに体調を崩してしまうそうです。

ニューヨークでは、肉料理や揚げ物といった食べ物は当たり前です。だから気をつけないでいると、どうしても脂肪分を多くとってしまいます。それで二、三ヵ月もすると、胃腸の具合がおかしくなり、生活習慣病の症状がでてくるのだそうです。

気候風土と食べもの、そして人間の体質とは、とても密接に関係しています。営々として受け継がれてきた食文化は、その土地に生まれ育った人間の体にとって、もっともふさわしい食の知恵の集積です。長い長い時間をかけて、「これは体にいい、これはよくない」と選んできた結果なのです。これを安易に手放すとは、なんともったいないことでしょうか。と同時に、大変危険なことのように思えてなりません。

一日のなかの四季、人生のなかの四季

自然界にあるものは、すべて周期的な運動をしています。太陽も、月も、地球も、そして小

さな宇宙である原子や電子も同じです。

自然界の周期といえば、私たち日本人にとって一番なじみ深いのは「四季」です。春夏秋冬です。そして一年のなかに四季があるように、一日のなかにも四季があります。朝・昼・夕・夜です。また同じように、人間の一生のなかにも四季があります。それは年齢によるものです。

これらの周期は、一律《いちりつ》に運動をしながら営まれています。それぞれの時期に合った生き方をするのが、もっとも自然に則《そく》した生き方だと思います。

これは食事も同じだと思います。季節によって、体に合う食べものが異なります。それぞれの季節に合ったものを食べることをおすすめします。

同じように、一日のなかの時間帯によっても、適した食べものは異なります。それぞれを適した時間帯に食べることです。

同じく、年齢によっても、とるべきものは異なります。やはりそれぞれの季節に合ったものを、自然に則して食べることが、自然界に生きる命の一員としての、人間の本来の食べ方だと思います。

簡単に示すと次ページの図のようになりますが、このような自然のリズムにそって生きると、またこのバイオリズムにそった食事のとり方をすると、体がじつに快調に動くようになります。人間本来の体のリズムを取り戻すことができるからです。各季節の要点をあげると、三六ページの通りです。

生命のリズム

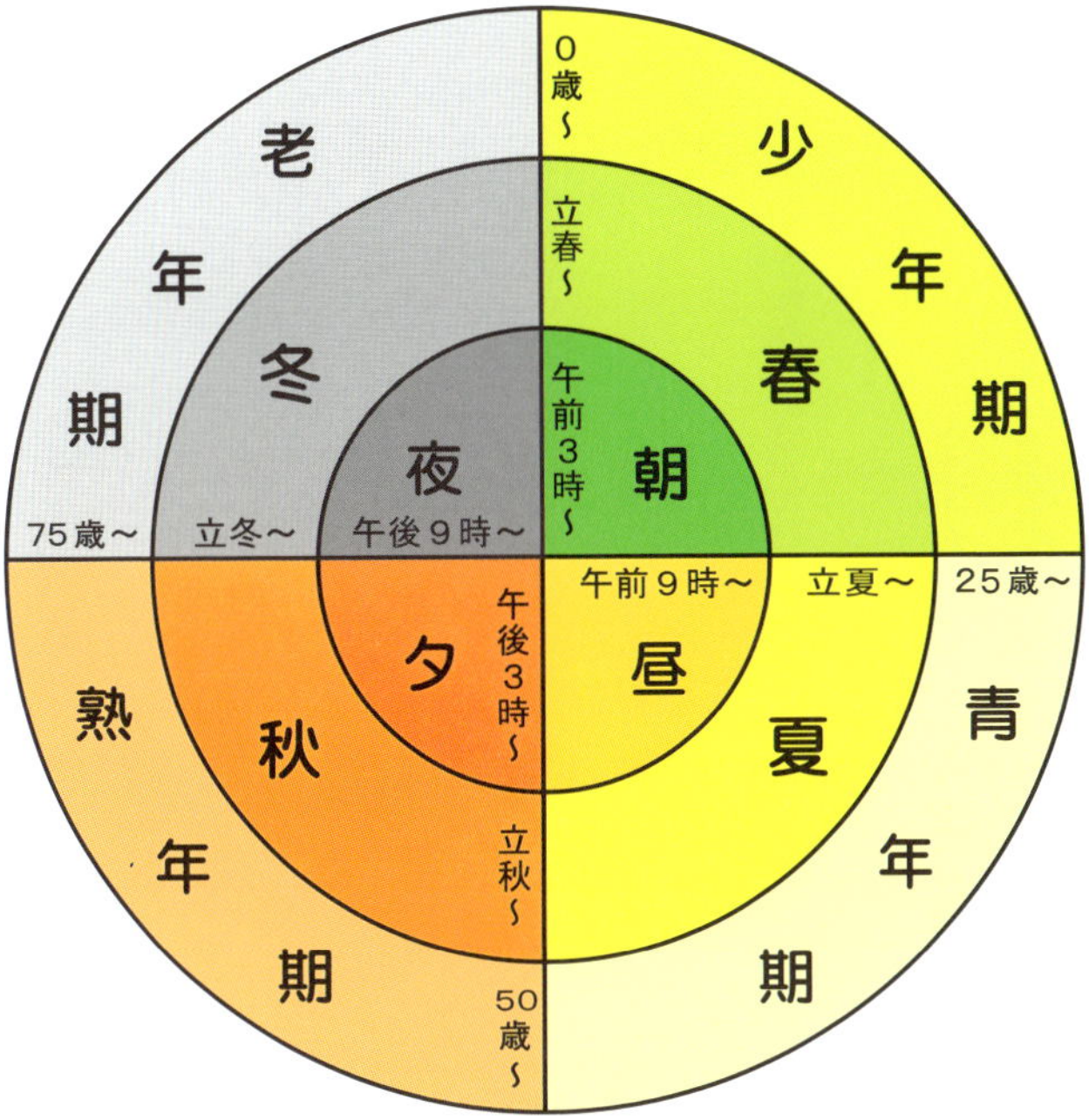
0歳～
少年期
立春～
春
午前3時～
朝
25歳～
青年期
立夏～
夏
午前9時～
昼
50歳～
熟年期
立秋～
秋
午後3時～
夕
75歳～
老年期
立冬～
冬
午後9時～
夜

［春（二〜四月）・午前三時〜九時・〇〜二十五歳（少年期）］

春は芽吹きの季節で、植物も動物もすくすくと成長する時期です。エネルギー源になるでんぷん質と、細胞の働きを活発にするビタミンやミネラルをとって、体のエンジンをかけます。

［夏（五〜七月）・午前九時〜午後三時・二十五〜五十歳（青年期）］

夏は暑さで体力を消耗しがちです。また、体を活発に動かしている最中ですから、でんぷんをとり、あとは生野菜や果物などで水分を補うだけにします。

［秋（八〜十月）・午後三時〜九時・五十〜七十五歳（熟年期）］

秋は、夏にたまった疲れを癒すとともに、冬に備えてエネルギーを蓄える季節です。根菜類やきのこ、木の実などをとって疲れをとり除き、良質のたんぱく質や脂肪分をとり込み、食べる楽しみの豊かな食事をします。

［冬（十一〜一月）・午後九時〜午前三時・七十五歳〜（老年期）］

冬は、植物も動物もじっと春を待っている季節で、次に来る春に、健康を確保しておくための基礎づくりにつながります。やはり植物性のたんぱく質や脂肪をとります。一日の周期でいいますと、冬は夜にあたります。午後九時から午前三時までは、食事はとりません。食事をしないことも、健康のリズムを調節するのに大切なことです。

◆小さなキッチンガーデン

昨年の秋、九州の知人から、採れたてのさつまいもをいただきました。しばらく数個のさつまいもをそのまま長く置いていたら、さつまいもから芽がでてきました。あまりに元気そうだったので、私は「育ててみよう」と思い立ち、すでに出ていた芽からイモの部分を四センチのところで切って、水につけておきました。

一週間くらい経ったころでしょうか、ふと気がつくと、芽が伸びはじめていました。すると今度は、つぎつぎと葉が生えてきました。するとまたどんどん芽が伸び、またつぎからつぎへと葉がでてきました。テーブルの上は、葉がいっぱい。

それで深い器に生けて、ダイニングの陽の当たる棚の上に置きました。棚の上から伸びた葉をおろすと、一メートル以上の長さになっていました。まるで小さなジャングルのように、元気に茂っていたのです。

部屋になにかグリーンがあるだけでも、じゅうぶん清々しい気持ちになるものです。さつまいもの葉には、空気をリフレッシュさせる効果もあるようです。元気なさつまいものお蔭《かげ》で、部屋の中がとても気持ちのよい場所になりました。

昨年は、食卓の上にはにんじんを生けました。にんじんの上の部分に小さな葉がでていたので、それを生かそうと思い、葉の部分から一センチほどのところで切り、プラスチック容器のうすいフタに水を入れ、そこにつけておいたら、すぐにかわいらしい葉を伸ばしはじめました。

二週間もすると、四センチぐらい伸び、だいぶしっかりした葉に成長しました。

かわいそうかとも思いましたが、ちょこんと切って生のまま食べてみました。するとそれが、驚くほどエネルギーに満ちたものだということがわかりました。体と目がスッキリとし、視力がよくなったように感じました。にんじんの葉は、すごいパワーをもった〝生命食〟であることがわかりました。

ふつうお店で売っているにんじんは、葉がとり除いてあるのが一般的ですが、ぜひ葉つきのままで売ってほしいものだと思います。もし捨てているのなら、ほんとうにもったいないことだと思います。

以前住んでいた家の庭では、ハーブもいろいろ育てていました。その中に、ダンデライオンというハーブがありました。十年ほど前、園芸店ではじめてその名を見たとき、育ててみたくなり、さっそく三センチぐらいの苗を買ってきて、ベランダの鉢に植え、毎朝水をあげました。はじめて育てる種類のハーブということでとても楽しみで、どんな花が咲くのだろうとワクワクしていました。

すると次第に葉がでてきて、ある日、小さなつぼみがつきました。葉も伸びました。六月の朝でした。水をやりに行くと、花が開いていました。よく見ると、それはなんと西洋タンポポだったのです。びっくりし、そしてどこかとてもほほえましい気持ちになりました。家族にこの話をすると、みんな大笑いをしてとても楽しいエピソードになりました。

その後、西洋タンポポは、葉の形から「ライオンの歯（ダンデライオン）」という名前がついたと教えてもらいましたが、私のイメージでは、花の形（外輪）がライオンのたてがみに見えるから、そういう名前がついたのかなとも思います。

ちなみに日本に自生している日本タンポポは一輪咲きの花で、今ではとても少なくなってしまったようです。東京では、最近、青山御所の石垣で見つけたと知人が言っていました。日本に帰化した西洋タンポポは、明治のころ、外国からの荷物の中に種が入って、日本へとわたってきたそうです。タンポポは私の大好きな花。いつも春一番に咲いて春の訪れを知らせる花です。そして子供のころを思い出させてくれる、ほのぼのとしたなつかしい花でもあります。

タンポポは立派な食用野菜。根も葉も花も食べられるハーブ、つまり生活に役立つ草です。根はフライパンでいぶって、コーヒーにすることもできます。

知人の話では、フランスの家庭における一般的な食事はとてもシンプルで、またフランスの女性はとても倹約家だそうです。ですから、日本人が想像するフランス料理は、日本でいえば懐石料理のような立派なもので、フランス人にとってもごちそうのようです。とはいえ、フランスに二十年ほど住んでいらした日本人の話では、週に一、二度は、レストランで食事を楽しむのだそうです。

フランスでは、ふだんはシンプルな食事をしています。ふだんの食生活の一つとして、たとえば公園などに自生しているタンポポをつんできて、サラダに入れて食べることは、ごく日常的なことだといいます。エスカルゴ（かたつむり）も同じです。パリですと、ブローニュの森などから採ってきて料理するのだそうです。身近にある自然の恵みを食卓にのせる、そうした素朴さも、私たち現代人が忘れがちなことの一つのように感じます。

【春の朝食におすすめの献立…1】

〝緑の野菜〟で、細胞を目覚めさせましょう

季節や時間帯によって、体に必要な食べものは異なります。春、とりわけ朝は、眠っていた細胞が目覚め、活発に動き出すときですから、緑の野菜が大切です。

緑の野菜には、細胞の働きを活発にする働きがあります。緑の素《もと》となっている葉緑素には、血液中の毒素を取り除き、老化の元凶といわれる活性酸素の働きを抑える効果があるからです。栄養分を損なわないために、また、野菜の自然水分をそのままとるためにも、朝は、生のままで食べることをおすすめします。

ここでは、春の朝食にふさわしいオープンサンドの献立をまずご紹介します。サンドイッチの具というと、卵やハムなどがポピュラーですが、朝食には動物性たんぱく質や脂肪分、塩分はできるだけひかえるようにしましょう。かいわれ、サラダ菜、レタスなどの生野菜を添えて、ドレッシングの代わりに甘酢をかけると、さっぱりしておいしくいただけます。

朝、豆乳をとるのは鉄分をとることなので、とてもよいのです。

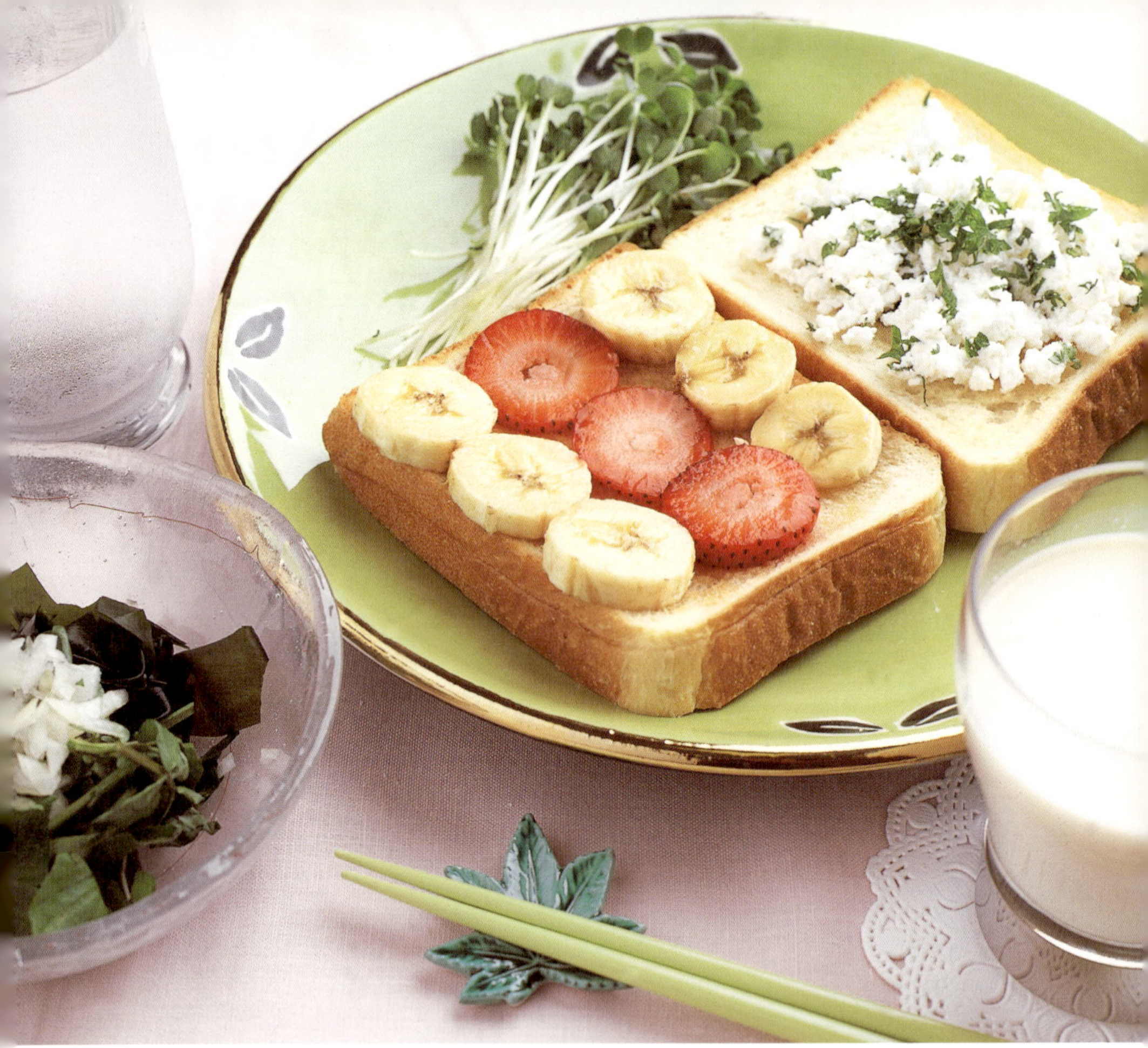

①トースト
（カッテージチーズサンドと
フルーツサンド）
生野菜添え
（かいわれ、サラダ菜、
レタスなど）
②わかめ、クレソン、
玉ねぎの酢のもの
③豆乳
④生水（自然水）

①トースト
（カッテージチーズサンドとフルーツサンド）
生野菜添え
（かいわれ、サラダ菜、レタスなど）

［材料］（1人分）

食パン（12枚切り）……………2枚
カッテージチーズ………小さじ3
玉ねぎ（みじん切り）………大さじ1
青じそ（みじん切り）………大さじ1
マヨネーズ……………大さじ½
塩、こしょう……………少々
蜂蜜……………大さじ1
いちご……………1～2個
バナナ……………½本
かいわれ……………適宜
（サラダ菜、レタスなどでも可）
甘酢……………少々

［作り方］

《カッテージチーズサンド》

①玉ねぎはみじん切りにします。水にはさらしません。

②チーズに玉ねぎ、マヨネーズ、塩、こしょうを混ぜ、せん切りにした青じそを混ぜてチーズペーストを作ります。

③焦げ目をつけて焼いたパンの上に、②をのせます。

《フルーツサンド》

焦げ目をつけて焼いたパンの上に、蜂蜜を塗り、その上にカットしたいちごとバナナをのせます。サンドイッチのわきにかいわれ（サラダ菜、レタスなどでも可）を添え、好みで甘酢をかけます。

（甘酢の作り方は四五ページをごらんください）

［健康メモ］

パンやご飯の「お焦げ」には、体をあたためる効果があります。冷え性の方には特におすすめです。

②わかめ、クレソン、玉ねぎの酢のもの

［材料］（1人分）

生わかめ……………………10g
クレソン……………………2、3本
玉ねぎ………………………少々
三杯酢………………………少々

［作り方］

①わかめは水で洗い、食べやすい大きさに切ります。クレソンも食べやすい大きさに切ります。
②玉ねぎを薄切りにします。
③材料に三杯酢をかけます。

③豆乳（約カップ1）

［健康メモ］

生水（自然水）は、唾液の出をよくして、消化を助けます。

わが家では、生水（自然水）を朝起きたらすぐに飲みます。また、朝・昼・夕の食事のとき、そしてお風呂に入る前に飲んでいます。水は、長寿の元です。しかし一度にたくさんとるのではなく、時間をおいてとるようにするとよいでしょう。

▼基本のキホン▲（1）

ジェニー流「美健食」は酢のものが基本。特に「三杯酢」「二杯酢」「甘酢」は、このあともたびたび出てきますので、ここで三つの作り方をご紹介します。

〈三杯酢〉（1人分）

酢……………大さじ1½
しょうゆ………小さじ1弱
砂糖……………小さじ1弱
（蜂蜜の場合は、少々）
だし汁…………小さじ1

〈二杯酢〉（1人分）

酢……………大さじ1½
しょうゆ………小さじ1
塩……………少々
だし汁…………小さじ1

〈甘酢〉（1人分）

酢……………大さじ2
蜂蜜……………小さじ1～大さじ1
レモン…………¼個

▼基本のキホン▲（2）

ここで基本の「だし汁」をご紹介します。

〈だし汁〉

水……………カップ6
煮干し…………7～10尾
しいたけ………5個
こんぶ…………10㎝のものを1～2枚

［作り方］

煮干し、しいたけ、こんぶを、前日から水につけておき、翌日、このつけおきしていた汁をだし汁として使います。一晩つけることでエキスが出ています。

これを使って、残りが少なくなったら、水を足して、今度は火にかけます。煮たってきたらこんぶを取り出し、煮干しを足し、少し煮たてて、またたし汁を作ります。同じ材料で、二度、だし汁が作れることになりますね。

●生水（自然水）の上手なとり方●

水分を補給するなら、だんぜん生水（自然水）をおすすめします。いったん熱を加えた加熱水分には、水分中に溶け込んだ酸素が少なくなっていますが、熱を通していない自然水分には、酸素が豊富に含まれているだけでなく、酵素、ミネラルが多く含まれているので、体の新陳代謝を促し、肌にうるおいを与えてくれます。

自然水分の代表は、生水ですが、野菜やくだものに含まれる水分も自然水です。さて生水というと、山の湧き水や谷川の水を飲むならいざしらず、水道水の生水は「体に悪いのでは？」と考えてしまいがちです。現に「水道水は飲まない。ミネラルウォーターを買って飲んでいる」という方もいます。

たしかに出し始めの水道水には、カルキ（塩素）や発がん性物質であるトリハロメタンなど有害物質も含まれているといわれ、また「まずくて飲めない」という方も多いと思いますから、ここでは、水道水の上手な飲み方をご紹介します。

①まず、朝一番の水はカルキや水道管のにおいがしますので、蛇口をひねって30秒ほ

ど、水を流しっぱなしにします。

②水道水を入れた容器（やかんであればステンレスやホーロー、またガラスの容器でもよい）に、備長炭《びんちょうたん》（ふつうの木炭でもよい）を数個入れて、3時間以上おいておきます。炭には、塩素やトリハロメタンを吸収する働きがあるので、においもとれておいしい水になります。（水の量に対して炭が多い方が理想的）

③容器に水道水を入れ、スライスしたレモン（輸入したものは皮をむく）を入れておきます。容器の水にレモンを入れることで、水分の吸収が促進されます。香りもさわやかになり、味もおいしくなります。

④簡単な浄水器をとりつけるのも一つの有効な方法でしょう。

さて、生水のとり方ですが、まず朝起きたらコップ一杯の生水を飲む習慣をつけましょう。目覚めは細胞の新生を意味し、酸素と水分をもっとも必要とします。起きぬけの生水は中でも副交感神経を刺激してさわやかな目覚めを促し、小腸の働きを促進し、食欲を増進し、便秘にも効果的です。

また、入浴前と夜寝る前にも、生水をとることをおすすめします。入浴前の一杯は汗や皮脂《ひし》の分泌を促し老廃物の排出を助けます。寝る前の水（年輩の人は少量）は血液の浄化になり、血栓を防ぎます。また、みずみずしい肌を保つ効果があります。

【春の朝食におすすめの献立…2】

活力の源、でんぷん質をたっぷりと

体をあたため、栄養の吸収を促すでんぷん質は、年間を通して、朝はしっかりとることが大切です。細胞代謝が活発になる春、とりわけ朝食には、不可欠のものとなります。でんぷん質は、ご飯はもちろん、パン、おモチ、いもなどに多く含まれています。時間がないときには、おにぎりやおモチなどにすると手軽に食べられます。

シジミは肝機能をじょうぶにするコハク酸を含んでいます。また、アミノ酸の仲間であるメチオニン、シスチン、タウリンなども含んでいます。

春の野菜のサラダもおいしいですね。ここでは、アスパラガス、クレソン、トマトのサラダをご紹介します。アスパラガスは生で食べますが、穂先の部分には、ルチンが多く含まれ、高血圧や動脈硬化を防ぐ働きがあります。また、アスパラギン酸を多く含み、たんぱく質の合成、尿の合成を促進し、イライラや不眠症の予防にも適しています。食べるときは、斜めにスライスして形を残した方がよいでしょう。

クレソンはビタミンKが豊富。トマトは肝臓を調整し、体力を強めますし、色もきれいなので、盛りつけのアクセントにもなります。

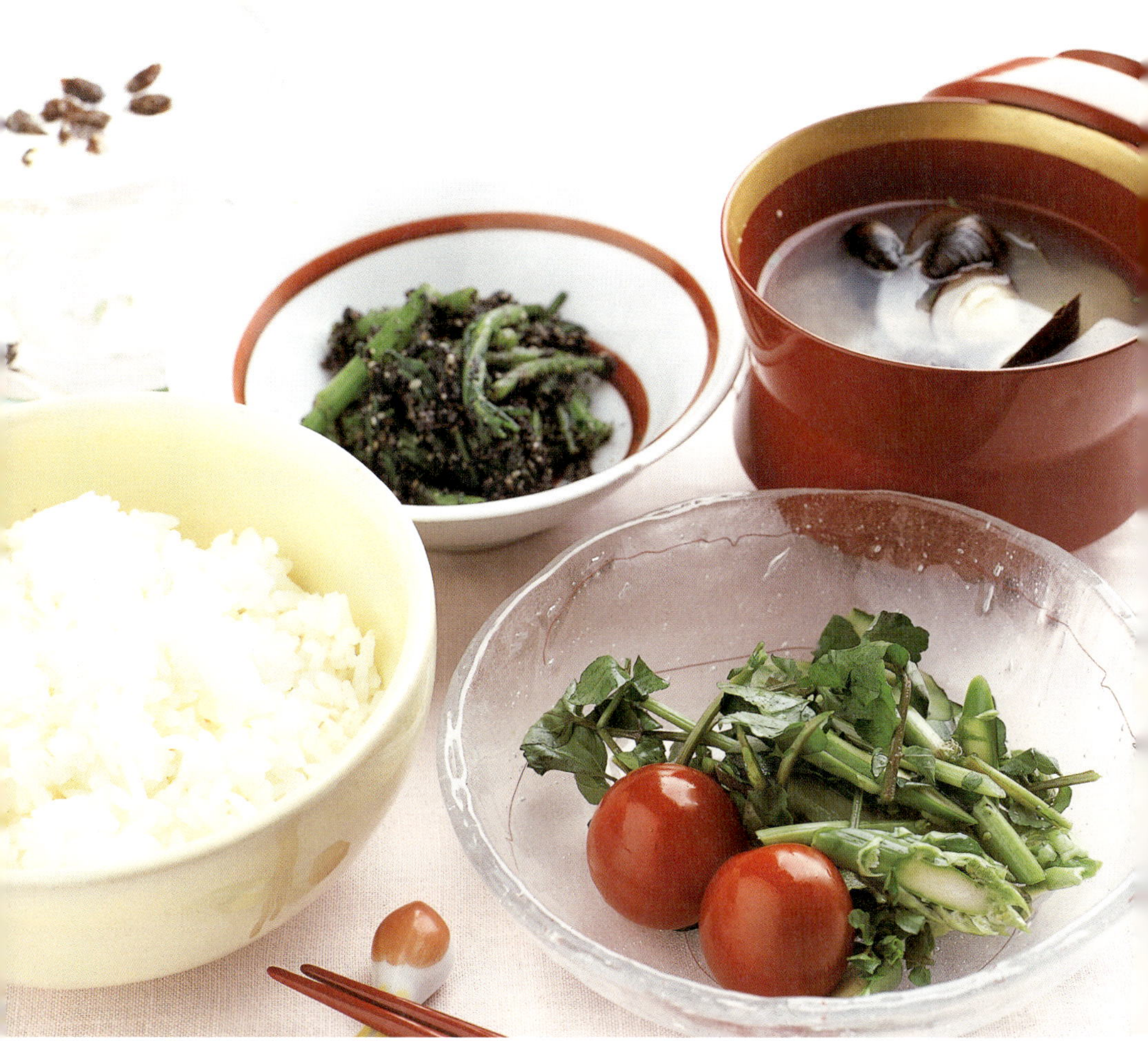

①シジミのみそ汁
②アスパラガス、クレソン、ミニトマトのサラダ
③春菊のごまあえ
④ご飯
⑤ヨーグルト（枝つき干しぶどう入り）
⑥生水（自然水）

①シジミのみそ汁

［材料］（1人分）

シジミ……………………50g
だし汁…………………カップ1
白みそ…………………大さじ1
ふきのとう………………少々

［作り方］

①シジミはよく洗います。
②鍋にだし汁を入れて煮たて、シジミを入れます。
③口が開いたら、白みそを入れ、火を止めます。
④ふきのとうを刻んで、少量散らします。

②アスパラガス、クレソン、ミニトマトのサラダ

［材料］（1人分）

アスパラガス……………1本
クレソン…………………2本
ミニトマト………………2個

［作り方］

①アスパラガスはうすく切り、クレソンは大きめに切って、器に盛り合わせて、ミニトマトを添えます。
②好みで二杯酢、または三杯酢でいただきます。
（四五ページの「基本のキホン（1）」を参照）

③春菊のごまあえ

［材料］（1人分）

春菊……………………½把
白ごま…………………大さじ1
（ここでは、生ごまと煎《い》りごまを半分ずつ使います。煎りごまは、市販の煎りごまでもけっこうです）

A　砂糖……………小さじ1
　　薄口しょうゆ……少々
　　みりん……………少々

だし汁…………………大さじ1

［作り方］
①まず、つけ汁を作ります。だし汁に、Aを加えてかき混ぜます。
②同量の生ごまと煎りごまをすり鉢ですり、①のつけ汁を加えて味の調節をします。
③塩をひとつまみ加えた熱湯で、春菊をさっとゆで、冷水にさらして、水気をきります。
④③の春菊を適当に切って、つけ汁に2、3分つけて、軽く絞って器に盛ります。

⑤ヨーグルト（枝つき干しぶどう入り）

［材料］（1人分）
ヨーグルト……………大さじ3
枝つき干しぶどう………6、7個

［作り方］
ヨーグルトを器に盛り、枝つき干しぶどうは、ぶどうのつぶだけをヨーグルトに適宜のせます。

【春の昼食におすすめの献立…1】

でんぷん質とくだものを中心に

春は、体の基礎づくりをする季節です。この時期、しっかりでんぷん質とミネラルをとっておくと、肝臓を強化することができます。やがてくる夏を元気に過ごすためには、この春のでんぷん質とミネラルのとり方がカギとなります。「暑さに弱い」「毎年、夏バテしてしまう」という方は、特にしっかりとるよう心がけましょう。

昼食は、朝食で不足したでんぷんを補う程度でじゅうぶんです。おなかがすいていなければ、むりに食べる必要はありません。通常の場合、昼食にはエネルギー源となるでんぷん質、疲労回復効果のあるクエン酸（柑橘類に多い）を含んだ食べものが適しています。

でんぷん質を多く含む食べもので、昼食におすすめなのは、やはりめん類でしょう。うどんやそばなどのめん類は、体にやさしい良質のでんぷんです。気軽に食べられて体力のつく食べものとして、昼食にはとてもよいですね。

またこの時期は、できるだけ油分をとらないようにします。動物性の脂肪は、年間を通してひかえていただきたいのですが、春にはできるだけひかえるようにしてください。外食するときは、めん類でもラーメンよりそば、オムライスよりおにぎり、というふうにメニュー選びをするようにしましょう。

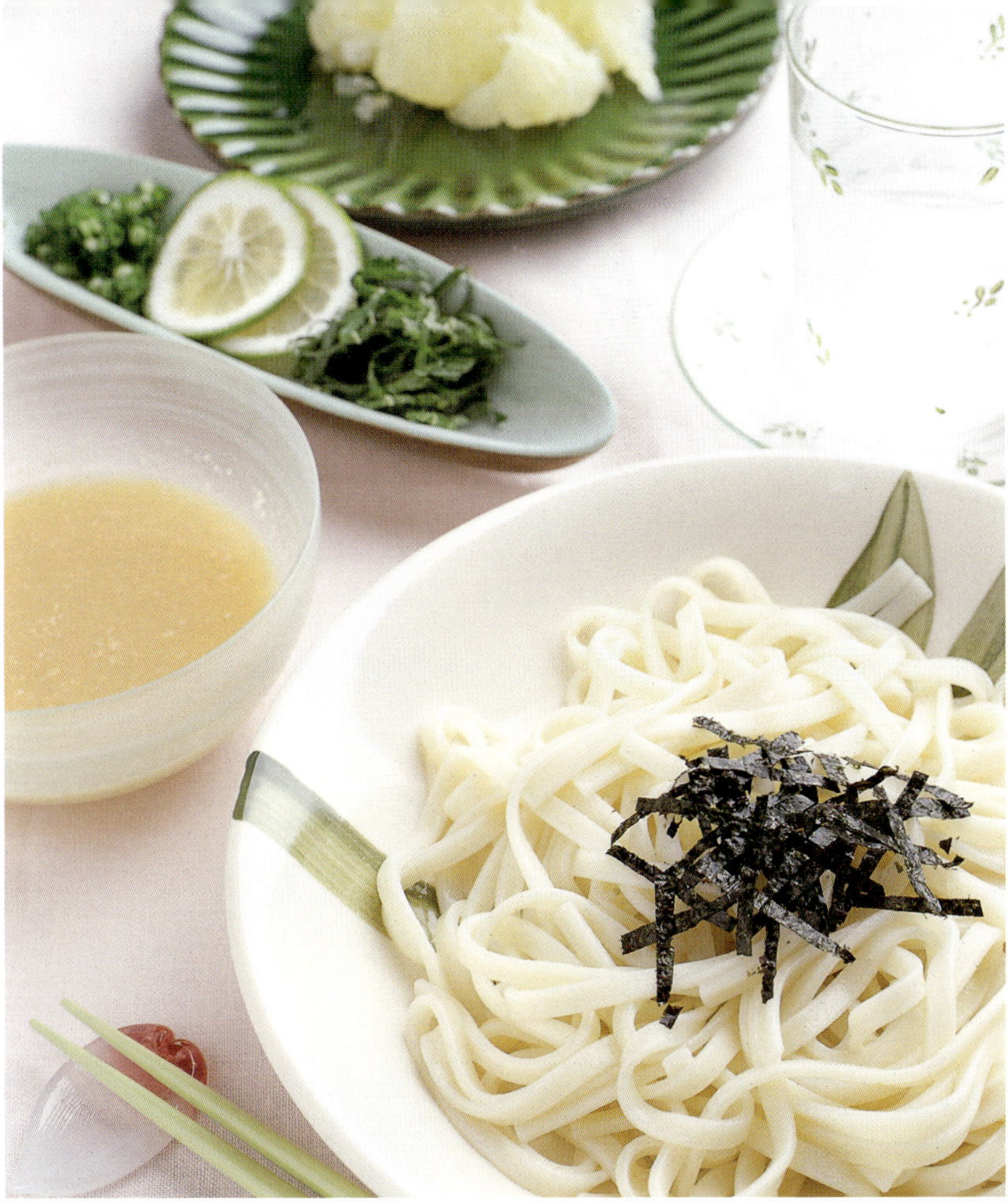

①みそうどん
②グレープフルーツ
③生水（自然水）

①みそうどん

[材料]（1人分）

うどん（乾麺）……80g
のり……適宜
わけぎ……適宜
青じそ……適宜
（木の芽、せり、みつ葉などもよい）
ゆず……適宜

A
白みそ……大さじ2
三温糖……大さじ1
しょうゆ……少々
酢……小さじ1

だし汁……カップ½

[作り方]

①みそダレは、はじめAを混ぜてすり、だし汁でのばします。

②うどんをゆでます。ゆであがったうどんは、冷水で洗って、水分をきっておきます。

③のり、わけぎ、青じそなど、好みのものをのせ、みそダレにつけていただきます。ゆずをちょっと絞ってもよいでしょう。

[健康メモ]

グレープフルーツには、クエン酸やビタミンCが豊富に含まれているので、疲労回復や美肌保持に役立ちます。また、肝機能を高める働きもあります。

果肉が黄色い「ホワイト」という品種と、果肉の赤い「ルビー」という品種がありますが、「ホワイト」の方が、疲労回復には効果があります。食べる量は、一度に3、4袋でもよいでしょう。

【春の昼食におすすめの献立…2】

食欲をそそる、青じそと梅のおにぎり

食欲のないときはもちろん、行楽のお弁当にもぴったりなのが「おにぎり」です。酸味が食欲を促す梅干し、香ばしさが食欲をそそるごま、さわやかな風味の青じそを使ったおにぎりなら、きっとよろこばれるのではないでしょうか。梅干しは、殺菌作用がありますが、塩分も多いので一日に½個ぐらいとれば充分でしょう。できれば、自然食品店で売っている減塩の梅干しがよいでしょう。

また、たまには焼きおにぎりも香ばしくて、食欲をそそります。甘みそ（赤みそや西京みそに、みりんや砂糖を加えて火にかけ、よく練ったもの）や、しょうがなどの薬味を細かく刻んだものとかつお節を混ぜたみそをつけて、焼き網の上で焼いて食べるのもよいでしょう。焼きおにぎりのお焦げは、植物性の炭なので、体をあたためる働きをし、健康な体をつくります。

メニューのもう一つは、新キャベツとにんじんの酢のものですが、新キャベツは葉がやわらかく、生で食べるとおいしいものです。キャベツはビタミンB、Kを含み、体をあたため、余分な脂肪分を分解します。にんじんは、カロチンが豊富で、体力をつけ、目の栄養にもなります。

最後にいちごですが、やはり旬のくだものです。ビタミンB、Cを多く含みます。いちごの種にはリン酸も含まれて、元気の出るくだものです。

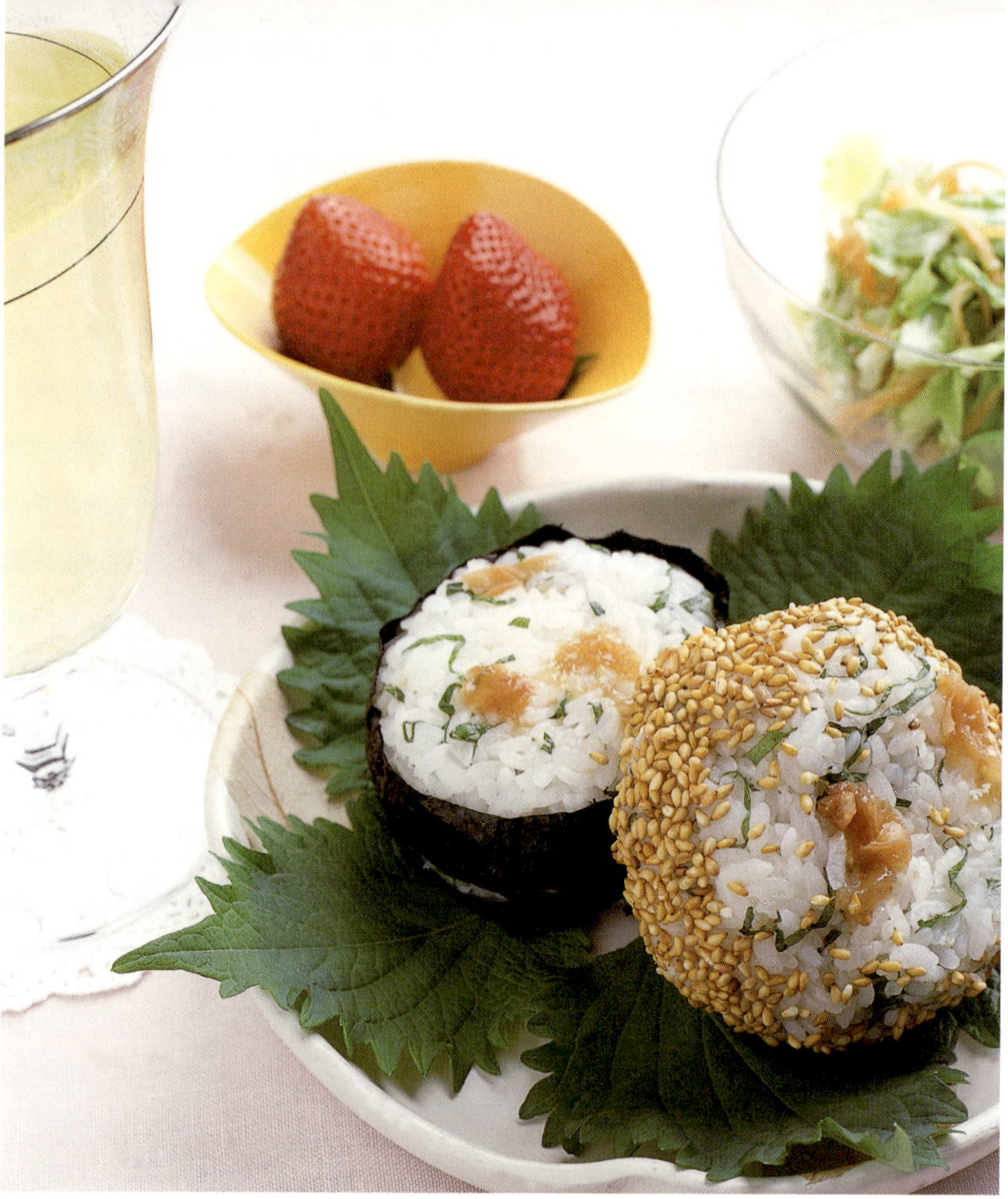

①青じそと梅のおにぎり
②新キャベツと
にんじんの酢のもの
③レモン、
蜂蜜のジュース
④いちご

① 青じそと梅のおにぎり

【材料】（2人分）

ご飯……………………茶碗軽く4杯
梅干し…………………2個
青じそ…………………4枚
白ごま…………………大さじ2
のり……………………1/4枚

【作り方】

① 梅干しは種を除いて大き目に切ります。青じそもみじん切りにします。白ごまは香ばしく煎《い》ります。
（市販の「煎りごま」でもよい）

② 茶碗1杯のご飯に、梅干しと青じそを半分ずつ混ぜて、丸くにぎります。これを4個作り、2個はのりを巻き、あと2個のおにぎりは、白ごまをつけます。

② 新キャベツとにんじんの酢のもの

【材料】（2人分）

新キャベツ……………小1/4株
にんじん………………1/3本
二杯酢…………………適宜
（作り方は四五ページ参照）
塩………………………少々

【作り方】

① 新キャベツは外側の葉をはずし、半分に切り、さらに半分に切ったものを、ざく切りにします。

② にんじんは皮をむき、5cmぐらいの長さのたんざくにします。

③ ①と②を合せて、塩少々で軽くもみ、二杯酢をかけます。

③レモン、蜂蜜のジュース

［作り方］

レモン½個、蜂蜜小さじ2をコップに入れ、水を足してスプーンで混ぜます。

④いちご（2、3個）

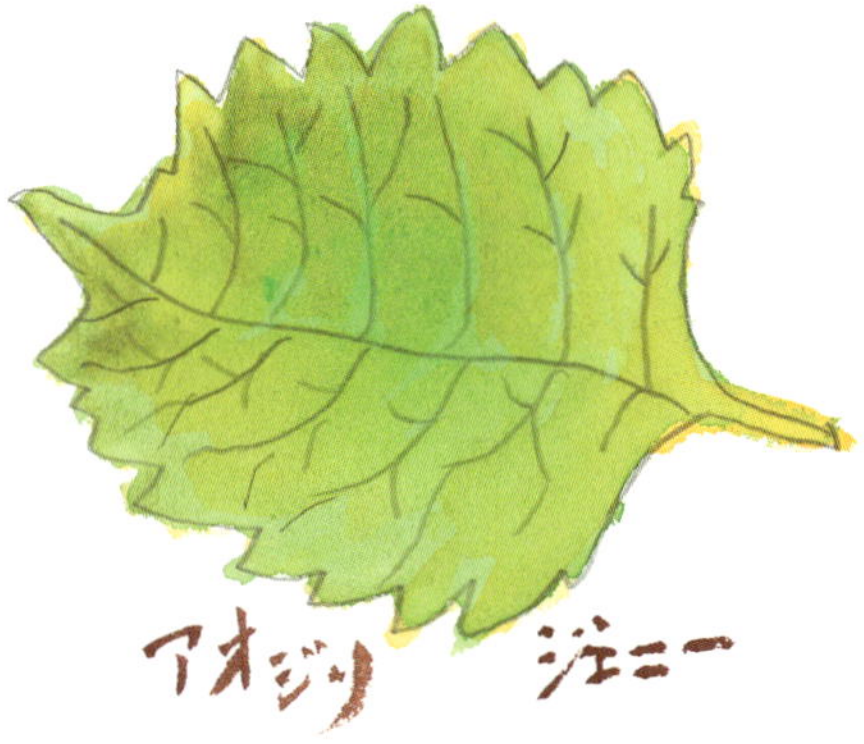

【春の夕食におすすめの献立…1】

高たんぱく・低カロリーの血液サラサラ献立

夕食には、体をつくるたんぱく質を含んだ食事をいただきましょう。たんぱく質は、豆類や魚貝類からとるようにします。肉は、体を酸性にし、病気にかかりやすくする傾向があるので、おすすめできません。また、夕食にでんぷん質をとりすぎると肥満の原因になりますので、主食はやや少なめにするのがポイントです。

ここでは、豆腐とかに、ひじき、玉ねぎを使ったハンバーグをご紹介します。大豆や大豆製品には、今、話題のイソフラボン（女性のホルモンバランスを整える）とサポニン、レシチン（ともに抗酸化、コレステロール低下作用をもつ）などが含まれています。和・洋・中、あらゆる料理に合いますので、大いに活用したいものです。良質のたんぱく質を含むかには、低カロリーなうえ、高血圧を予防し肝機能を強化します。ひじきと玉ねぎにも同様の効果があります。

そして生活習慣病を予防するためにも、食後には、吸収を促進するレモン汁をとりましょう。レモン½個を絞って飲むだけでも効果はてきめんです。ただし、動物性脂肪をとったあとは、レモン汁は飲まないようにしましょう。（動物性脂肪に含まれる悪玉コレステロールも吸収されるため）

また、ご飯には、消化を助ける大根おろしも一緒にとるとよいでしょう。

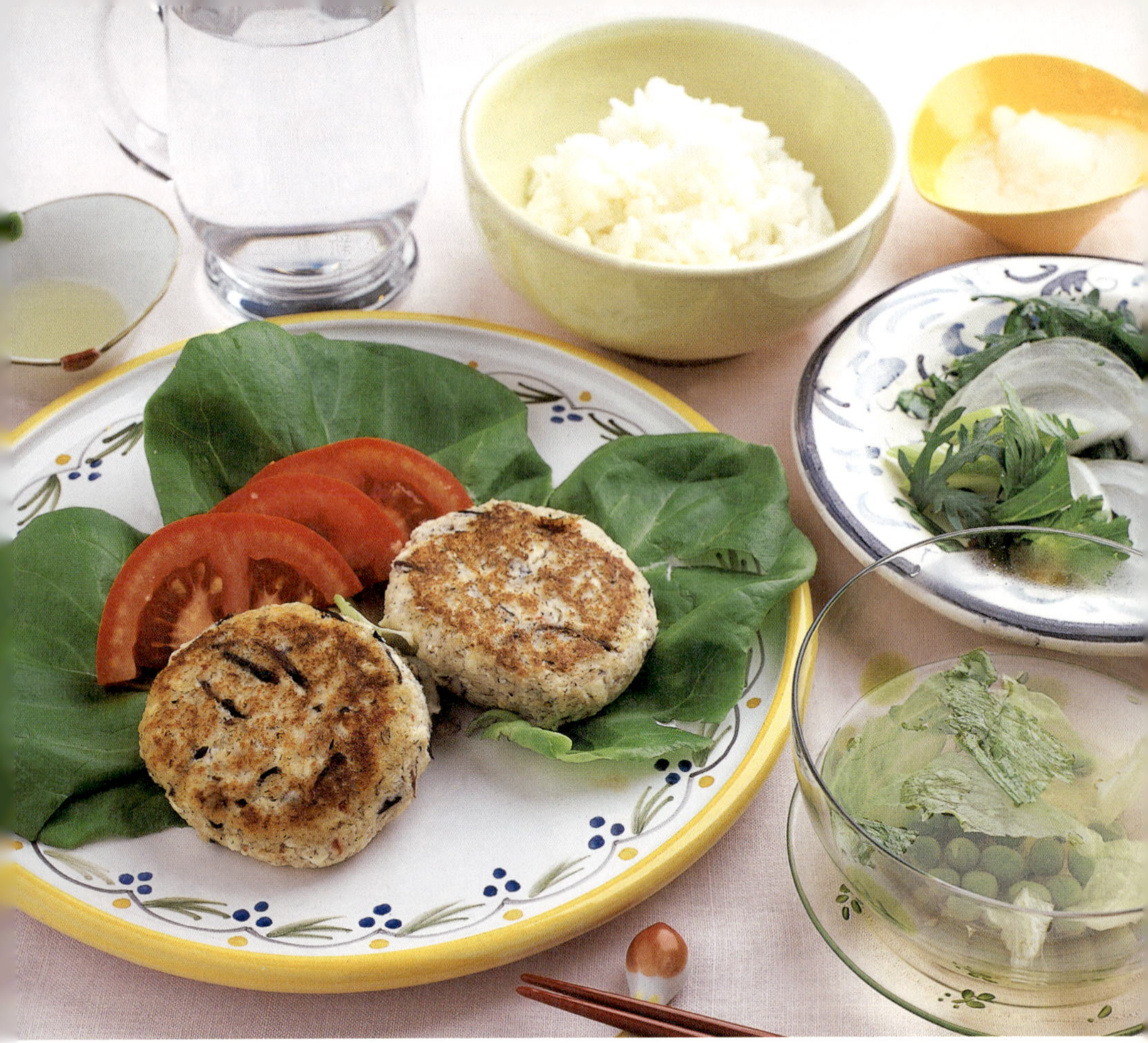

①豆腐とかにのハンバーグ
（生野菜添え）
②レタスとグリーンピースのスープ
③新玉ねぎ、春菊の酢のもの
④ご飯
⑤大根おろし
⑥レモン汁
⑦生水（自然水）

①豆腐とかにのハンバーグ（生野菜添え）

［材料］（2人分）

豆腐……………………1丁
かにの缶詰……………小1缶
新玉ねぎ………………½個
ひじき（乾燥）………2g
パン粉…………………カップ⅓
低脂肪牛乳……………カップ⅓
溶き卵…………………½個分
塩………………………少々
しょうゆ………………大さじ½
ピーナッツオイル……大さじ2
（または、オリーブオイル）

A
トマトジュース……カップ½
ウスターソース……大さじ1
赤ワイン……………大さじ1

トマト…………………適宜
サラダ菜………………適宜

［作り方］

①豆腐は、ふきんに包んで皿などで重しをし、10分ほどおいて水気をきります。かには身をほぐしておきます。パン粉は低脂肪の牛乳を加えて湿らせておきます。新玉ねぎはみじん切りにし、ピーナッツオイル（またはオリーブオイル）で飴色になるまで炒め、冷ましておきます。ひじきは水で戻し、みじんに切ります。

②ボールに①を入れ、溶き卵、塩、しょうゆを加え、手でよく練り混ぜます。全体を四等分し、薄い円形にします。

③フライパンを熱してピーナッツオイルをなじませ、②を焼きます。うっすらと焦げ色がつくまで両面とも焼きます。（はじめは強火で、あとは弱火でじっくりと）

④小鍋にAを入れ、煮つめます。

⑤上から④のソースをかけます。または好みでしょうゆをかけます。

トマト、サラダ菜などの生野菜を添えます。

【健康メモ1】
ピーナッツオイルは、オレイン酸とリノール酸を多く含んでおり、コレステロールを減らす働きがあります。

【健康メモ2】
油を使った料理には、必ず生の青野菜を添えるようにしましょう。体が酸性に傾くのを防ぐことができます。

②レタスとグリーンピースのスープ

【材料】（2人分）
レタス……………4枚
グリーンピース……大さじ3
和風だし…………少々
（顆粒のものでもよい）
水………………カップ2
ガーリックパウダー……少々
塩、こしょう……少々

【作り方】
①厚手の鍋に水を入れ、火にかけます。和風だしを入れ、ガーリックパウダー、塩、こしょうを加え、味を見ます。やわらかくゆでたグリーンピースを入れます。
②煮たったら、レタスをちぎって入れます。

③新玉ねぎ、春菊の酢のもの

【材料】（1人分）
新玉ねぎ……………1/3個
春菊……………1/4把
セロリの葉……………1、2枚
三杯酢……………適宜
（または、ドレッシング）

【作り方】
①新玉ねぎは、皮をむいて2つに切ります。半分に切った玉ねぎは、切り口を下にしてごく薄く切ります。玉ねぎは、水にさらしません。
②春菊は、生のままで、葉はちぎり、やわらかい茎

の部分は細かく切ります。セロリの葉も大きめに切ります。

③ ①と②を器にのせ、三杯酢、またはドレッシングでいただきます。

（三杯酢の作り方は四五ページ参照）

⑤大根おろし（大さじ3）

［健康メモ］

大根おろしは、ジアスターゼの働きで、ご飯などのでんぷん質の消化を助けます。

⑥レモン汁

レモン½個を絞って、そのまま飲みます。

［健康メモ］

夕食にレモン汁をとるのは、食べたものの吸収をよくするためです。ただ、肉の脂をとったときは中止し、ビタミンKの多いクレソン、サラダ菜、パセリなどの生の青野菜をとります。

【春の夕食におすすめの献立…2】

たけのこと山菜がおいしい季節

春の旬の食材で代表的なものの一つに、たけのこがあります。たけのこは無機質（ミネラル）を多く含み、体の芯をじょうぶにします。たけのことよく合うものに、わかめがあります。わかめはヨードが多く、血圧を安定させる働きがあります。また、ふきは、山菜の代表的なもので、冬、酸性化した体にとって、アクの強い山菜は、必要な食べものだということができ、体の抵抗力を強くし、食欲をそそります。

一方、いかと帆立《ほたて》貝柱は、この時期にとるとよい食材です。どちらも良質のたんぱく質で、コレステロール低下作用をもつタウリンも多く含まれていますので、新鮮なら生でとるのがいちばんです。できればしょうゆの小皿とレモンを絞った小皿の二つを置いて、しょうゆのあとにレモンをつけていただくと、より吸収を助けることができます。大根、青じそ、みょうが、海草などのつけ合せの食材も一緒にいただくとよいでしょう。

ここでは、いかと帆立貝柱を刺身でいただくために、刺身の作り方もご紹介していますが、新鮮でしたら、お店ですでに刺身として作ってあるものを用いてもけっこうです。

この時期は貝のおいしい季節です。身も肥えています。アサリの酒蒸しなどもメニューの一品に加えてはいかがでしょう。

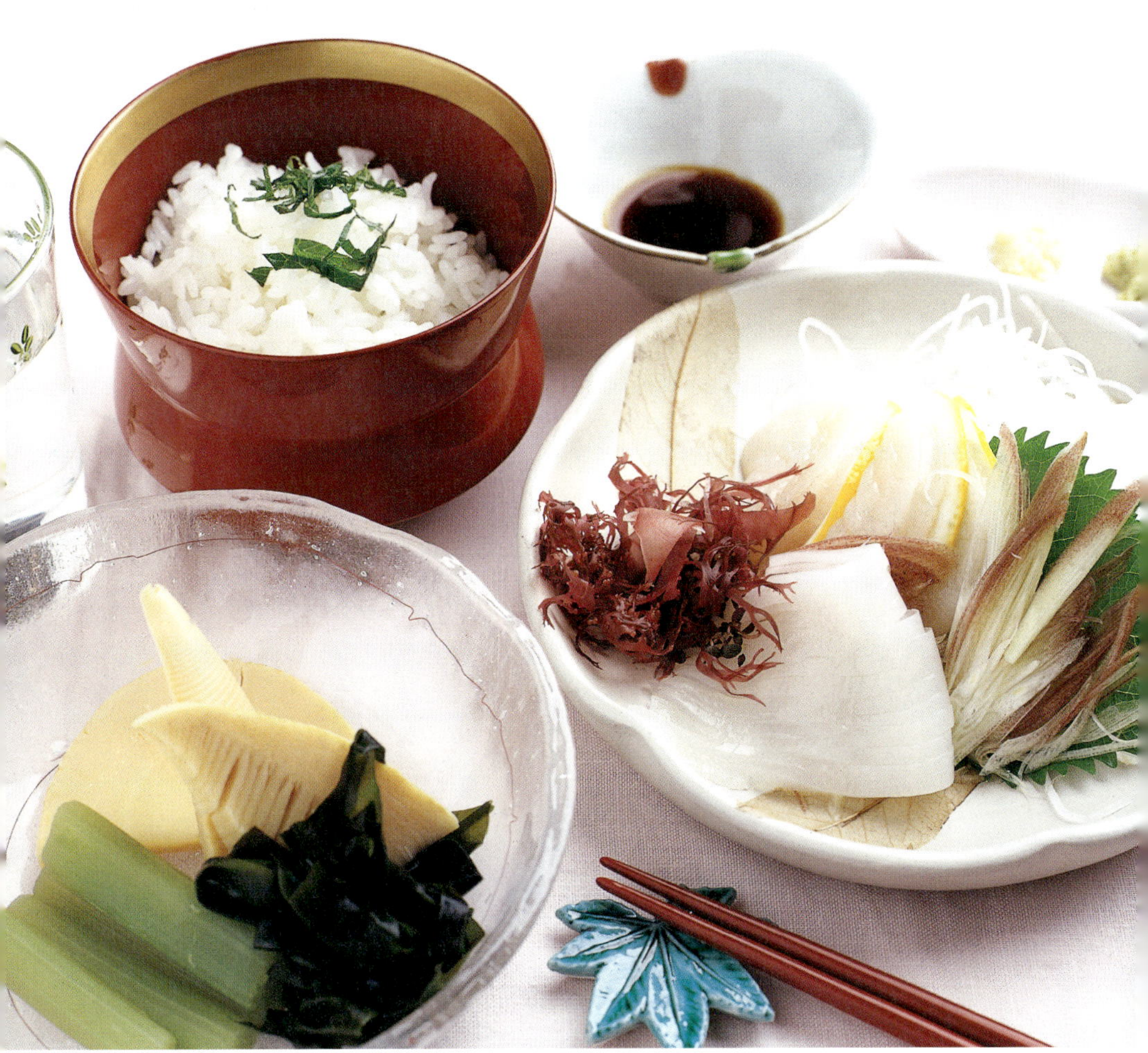

①いか、帆立貝柱の刺身
②たけのこの煮もの
（わかめ、ふき入り）
③ご飯
④生水（自然水）

①いか、帆立貝柱の刺身

[材料]（1人分）

いか……小1/2杯
帆立貝柱……1個
レモンの輪切り……適宜
大根……適宜
青じそ……適宜
みょうが……適宜
海草……適宜
しょうゆ……適宜
わさび、しょうが……適宜

[作り方]

①いかは、胴に指を入れて、ワタをつけ根からはずします。
②ワタをつぶさないようにして、足を引き抜きます。
③胴と頭（えんぺら）の間に指を入れて、えんぺらを引き抜くと、胴からはがれます。足と頭（えんぺら）はあとで天ぷらにしたり、しょうゆのつけ焼きにしたりしましょう。ワタは大根を煮る時などに使うとよいでしょう。
④皮と薄皮を取り、半身におろします。
⑤半身におろしたいかを5㎜ぐらいに細かく切って並べます。
⑥帆立貝柱は、ヨコについているひもをはずし、ヨコに半分に切り、レモンをはさみます。
⑦大根をせん切りにしてつまを作り、青じそとみょうが、海草をあしらいます。しょうゆに、好みでわさび、しょうがを入れます。

②たけのこの煮もの（わかめ、ふき入り）

[材料]（1人分）

たけのこ……170gぐらいのもの1/2本
生わかめ……10g
ふき……小1本
A　だし汁……カップ1
　塩……少々
　しょうゆ……大さじ1
　みりん……大さじ1

B

だし汁……………………カップ½
酒……………………小さじ1
しょうゆ………………小さじ2
みりん…………………小さじ2

［作り方］

①ゆでたたけのこはざく切りにし、穂先の方はタテ四つに切ります。
②鍋にたけのこを入れ、Aを加えます。
③たけのこがある程度煮えたら、よく洗った生わかめを食べやすく切って加えます。
④わかめが汁を充分に吸ったら、火を止めます。
⑤ふきはゆでて皮をむき、4㎝ぐらいの長さに切り、煮たてたBに入れ、再び煮たったら火を止め、しばらく煮汁にひたして味をなじませます。
⑥器にそれぞれを盛り合せます。

春の酢のもの

……春の献立に加えたい酢のものレシピ

献立の中にもいくつか紹介しましたが、朝食と夕食には、必ず一品、酢のものを入れるとよいでしょう。生野菜を使うので、自然水分を補うのに役立つほかに、季節に応じて、体が必要とする栄養をとることができます。

またお酢には、吸収を助け、血液が酸性に傾くのを防ぐ働きや、血液をサラサラにする効果があります。

ここでは、どのようなものの組み合せがよいか、いろいろな例をあげてみましたので、それぞれ、お好みの酢を使って試してください。(三杯酢、二杯酢、甘酢の作り方は四五ページをご参照ください)

●朝食●

例①――新玉ねぎ、クレソン、にんじん、のり
例②――なす(生)、春菊、青じそ、かいわれ、にんじん
例③――カリフラワー(生)、アスパラガス(生)、レタス、セロリ、じゃがいも(生)、のり
例④――サラダ菜、セロリ、クレソン、レタス、わかめ(甘酢がおすすめ)
例⑤――にんじん、にら、サラダ菜、レタス、春菊、わかめ(甘酢がおすすめ)
例⑥――サラダ菜、春菊、レタス、セロリ、りんご

●夕食●

例①――ブロッコリー（生）、サラダ菜、セロリ、レタス、トマト（甘酢がおすすめ）

例②――伊予《いよ》かん、カリフラワー（生）、キャベツ、新玉ねぎ、菜の花、クレソン、くるみ

例③――キャベツ、ピーマン、きゅうり、トマト、山いも

例④――かいわれ、みつ葉、パセリ、トマト

例⑤――帆立貝柱、うど、菜の花、ごま（三杯酢がおすすめ）

例⑥――いか、帆立貝柱、セロリ、きゅうり、大豆（三杯酢がおすすめ）

例⑦――新玉ねぎ、ねぎ、なす（生）、クレソン（三杯酢がおすすめ）

マメ　ジェリー

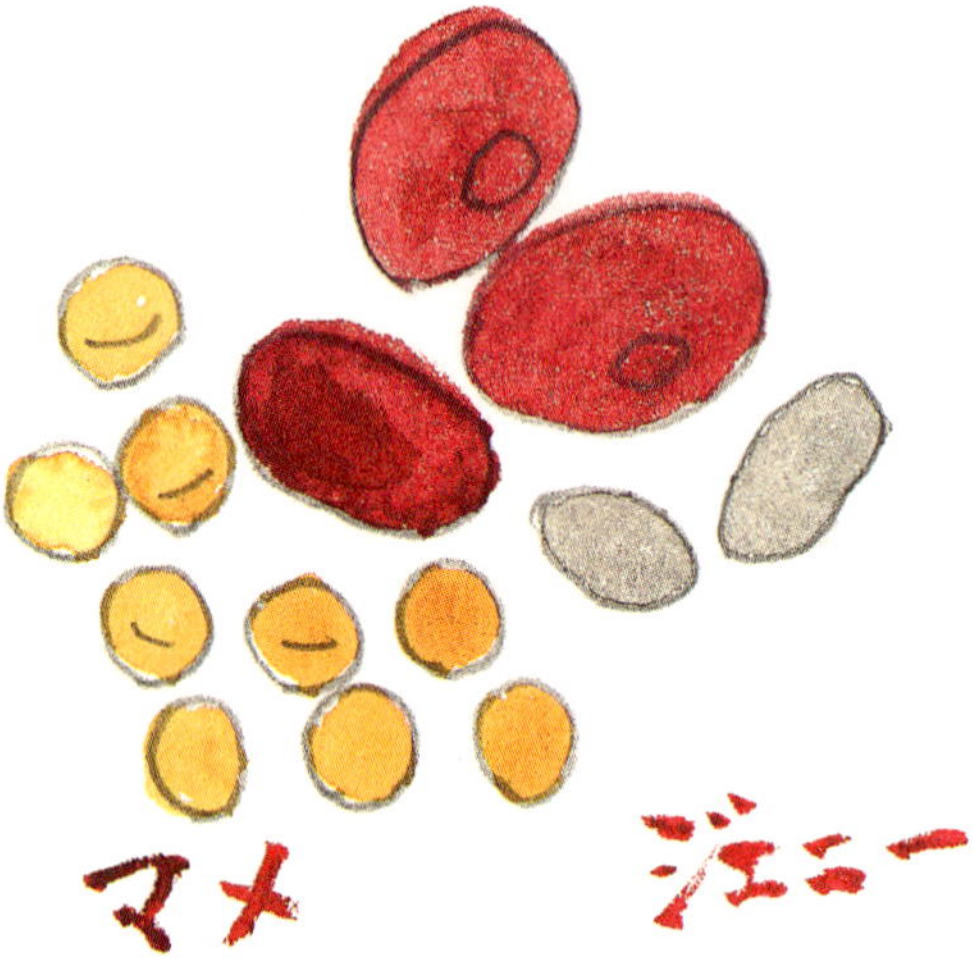

夏の章

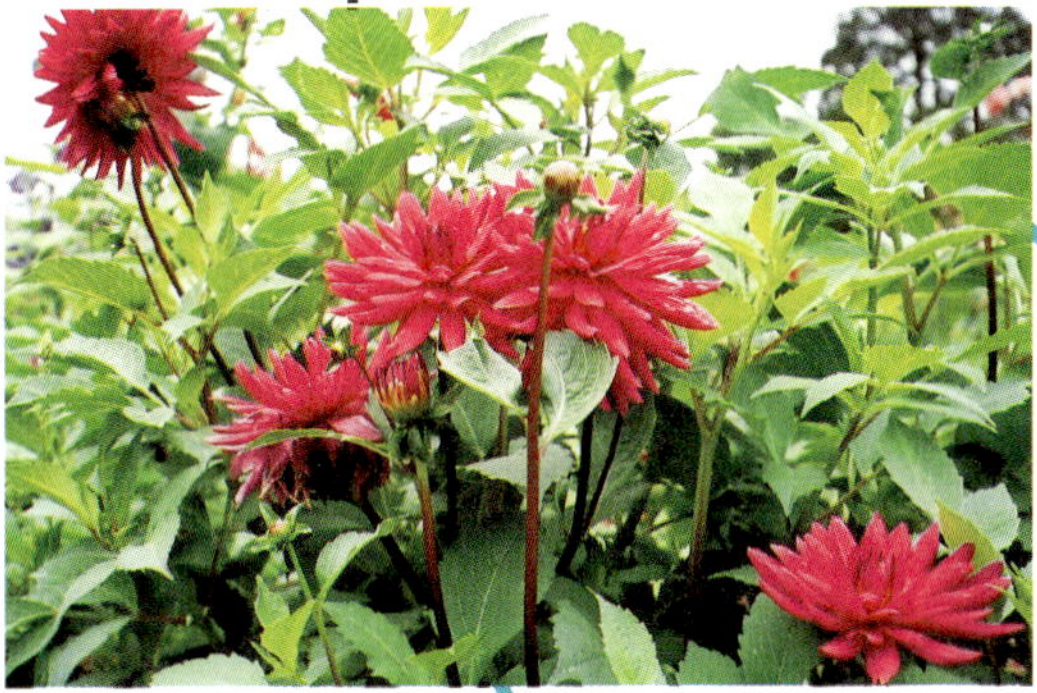

フランス・ジヴェルニー
「モネの庭」にて

◆自然と言葉を交わすひととき

八ヶ岳の麓《ふもと》、清里には、春と夏とが一度にやってきます。

五月、春を感じさせる陽ざしのなかにも、風にはまだ冬の名残を感じるような日のことでした。のんびりと歩いていると、すぐそばで、うぐいすが一声、鳴きました。姿は見えませんでしたが、声の様子から、こちらを向いて鳴いているのがわかりました。その声はおだやかに語りかけるような、やさしい声でした。

それまでも何度となく、うぐいすの声を聴いていましたが、私はそのときはじめて、あることに気がつきました。それは、うぐいすが、私の心に感応するように鳴いていることです。こちらがおだやかな気持ちでいるときには、やさしい声で鳴き返してくることに気づいたのです。

また、こんなこともありました。その日は主人と二人、のんびりと話をしながら散策を楽しんでいました。すると間近で「ホーホケキョ」の声。それは今まで聴いたことのないようなやさしい声でした。このやさしく誘うような声は、愛する伴侶を求めているからなのだと気づかされました。

うぐいすだけでなく、木も草も花も、そして昆虫たちも同じです。私が心の耳を澄ませば、いつでも語りかけてくれます。同じ生きもの同士、心を通じ合えるのは、幸せなことです。命がつながっているということを実感できる貴重な瞬間でもあります。

◆「トンボさん、ありがとう！」

いつも心に思い出すことがあります。幼いころの思い出です。小学二年生の時のことです。当時住んでいた家にはサンルームがあり、ピンクや黄色のスイレンの花咲く小さな池がありました。私はその一角が大好きで、学校から帰ると、いつもそこでお気に入りの白いイスにすわり、おやつを食べたり、本を読んだりしていました。

夏のある日、私は学校から帰るとすぐに、その場所へと向かいました。するとスイレンのかたわらに、何かが浮かんでいるのが見えました。トンボでした。羽を広げたまま背中を水面に浮かべています。羽を水にとられて身動きが取れない様子でした。

私は急いで庭から大きくてしっかりしたアオキの葉をとってきて、そっとトンボをすくいあげました。そのままゆっくりと庭まで運んで行き、アオキの隣に生えている、安定感のあるヤツデの葉の上に移してあげました。その日はお天気のいい日だったので、羽が乾けば、また飛べるようになると思ったからです。しばらくして見に行くと、トンボの姿はありませんでした。

きっと羽が乾いて、元気に飛んでいったのでしょう。

その翌日、私が前日トンボをのせたヤツデの木の横を歩いていると、突然、目の前にトンボが現れました。

思わず指を差し出したら、何のためらいもなく、ちょこんと止まり、しっかりと私の指に足をからませてつかまりました。すぐに昨日のトンボであることに気づきました。そしてそのまま いつまでも、じっと私の指につかまっているのです。

「ありがとうを言うために、昨日放してあげたヤツデの木のところで、私を待っていてくれたんだ」

と思いました。私はうれしくなって、家の人にこのトンボを見せに行こうと思いました。トンボはまだ私の指にしっかりとつかまって、羽を広げたままジッとしています。

私は家に入り、みんなに声をかけようとしました。その瞬間です。猫がトンボに飛びかかりました。

一瞬の出来事です。トンボは命を閉じてしまいました。涙がポロポロとこぼれ落ちてしばらく止まりません。

「ありがとう」を言いにきてくれたトンボ。このトンボの思い出は、それから五十年近く経った今でも、私の心の奥に残っています。もちろん、トンボが私の指につかまっていた感触も、そのまま。

姿形は小さな命のトンボが、その命を助けてもらったことを忘れずにいて、ありがとうの気持ちを伝えにきた。だから私の指にしっかりつかまって、いつまでも羽を広げてジッとしていた……この事実をみんなに伝えたくて、私は五十年間、このことを忘れずにいたのでしょう。

◆ミツバチたちが教えてくれたこと

ある夏の日のことです。私は雑誌に掲載する料理を、ビルの四階の自宅のキッチンで作っていました。キッチンの前は大きな窓で、そこからは草花がよく見えます。いつも私は、きれいな空気を吸いたいので、大きな窓を開けているのですが、その日は、一匹のミツバチが飛んで来て、キッチンの窓の近くに置いてあった蜂蜜の瓶にとまりました。

ベランダには、青のチコリの花や紫色のラヴェンダー、白い小さなミントなど、たくさんの草花が花を咲かせていたので、その花の香りに誘われて、いつも蝶やミツバチたちが集まって来ていました。だからやってきたのは、きっとそのなかの一匹だったのでしょう。

その翌日も同じように、私は雑誌用の料理を作っていました。すると、今度は二十匹ものミツバチが、キッチンの蜂蜜を目指《めざ》して、つぎからつぎへと入ってきました。昨日のミツバチが仲間を連れてきたのでしょう。

あるミツバチは、蜂蜜の瓶にとまって、たっぷりと蜂蜜をたくわえています。残りのミツバチたちは、きれいな、大きな螺旋《らせん》を空中に描きながら、ブーン、ブーンと大きな音を立てて、団体で飛びまわっています。

しかしいくらなんでも二〇匹もの数のミツバチです。

「大変！　どうしよう！」

私は思わず叫び声をあげました。

「どうしたの？」

子どもが飛んできました。

「どうしよう！」

と、私が叫ぶと、子どもは、

「お皿に蜂蜜を入れて、窓の外に出したら、きっとそっちに行くよ」

と言うのです。私は早速、蜂蜜を小皿にとり、窓のふちのでっぱったところに出してみました。するとそれが大正解！　ミツバチの群は小皿の方へと向かって飛んでいきました。そしてガラス戸をしめました。

「フーッ、やれやれ」

と、ホッとしているとき、蜂蜜の瓶のかたわらで、コロコロに蜂蜜まみれになって動けなくなっているミツバチを見つけました。かわいそうに思い、割りばしをさしのべると、必死になって手足を動かし、しがみつきました。

それで急いで、外の仲間のいる小皿のとなりに置きました。すると、夢中になって小皿の蜂蜜をなめていたミツバチのうち二匹が、すぐに割りばしにつかまっているミツバチの方に寄ってきました。そして、体にべったりとついた蜂蜜を、手足を使って一所懸命とりのぞきはじめました。

私は驚きました。一時間ほどして再び様子を見に行くと、もうそこには蜂蜜まみれのミツバチの姿はありませんでした。無事、飛べるようになったのでしょう。それで私が再びキッチンに戻ると、コロコロになった蜂蜜まみれのミツバチがもう一匹、床の上にころがっていました。前と同じように、割りばしをさしのべると、必死にしがみつきました。それを急いで小皿のところに持っていき、しばらくして様子を見に行くと、割りばしにしがみついていたミツバチの姿はありませんでした。今度も無事に飛び立って行ったのでしょう。

私は思わず胸が熱くなりました。うれしかったのはもちろんですが、ミツバチが助け合う姿を目の当たりにして、助け合うことが自然の姿、自然の法則であることをハチたちから教えられたからです。

小さな命のように思えるミツバチも、ちゃんと仲間のピンチを救う魂をもっている。助け合う心をもっている。同じ自然界に生きる私たちも、互いに助け合うのが自然の法則であることを、ミツバチたちの世界から学ぶことができた貴重な体験でした。

◆「生きた水」で細胞を元気にする

「木に耳をあてると、木が水を吸う音が聴こえる」

そんな話を聞いたことがあります。

ある日、清里の森にある庭の木立の中を歩きながら、私はふとその話を思い出しました。夏の日差しを浴びて、木々が気持ちよさそうに葉を揺らしていました。朝の一〇時ごろのことです。私は一本の大きな木に近づき、そっと幹に耳をあててみました。

ツートントントン、ツートントントントン――。

想像していたよりも、ずっとはっきりとした音が聴こえてきました。

ツーン、ツートントントン

とても元気にたくさんの水を吸い上げているのが聞こえました!

「自然水分」という言葉をご存じでしょうか。これは、生水や野菜、果物といった食品に含まれる水分のことですが、加熱をしていない水分のことをさします。

同じ水でも、いわゆる「湯冷まし」などの加熱した水分、また、野菜や果物の水分でも、いったん火を通したものに含まれる水分は「加熱水分」といって、「自然水分」とは区別されるのです。つまり、加熱してあるか否かという点が違いなのです。

体の細胞を元気にしようと思ったら「自然水分」が不可欠です。どちらの水も、化学記号で

表せば H_2O なのですが、体内での作用は異なります。

ご存知の方も多いと思いますが、「湯冷まし」を金魚鉢の水に使ったり、草花にあげたりはしません。そんなことをしたら、金魚も草花もたちまち弱ってしまうからです。人間も同じことで、加熱した水分ばかりとっていると、体が弱ってしまいます。

「自然水分」には、酸素がいっぱい溶け込んでいて（溶存酸素《ようぞんさんそ》）、これは細胞を活性化する性質をもっています。野菜や果物の場合は、酵素やビタミンも壊れないままです。

一方の「加熱水分」では、溶け込んでいた酸素が沸騰《ふっとう》によって外へ出ていき、少なくなっているので、細胞を活性化する働きは弱くなってしまいます。すると加熱水分をとっても、そのまま尿として体外に排泄されることになります。

さらにいえば、加熱水分ばかりを習慣的にとっていると、あまり酸素の溶け込んでいない水は体を冷やしてしまうので、排泄時には、もともと体内にあった水分までもいっしょに連れ出してしまいます。これでは細胞が元気を失うのも当然です。

人間の体の約七〇パーセントは水分です。細胞内はもちろん、細胞の外側にも自然水分が満ちています。これらの水分が、体内を絶えず循環しながら栄養を運び、老廃物を排出してはじめて、私たちは生体を維持できるのです。

だから「自然水分」をとることを心がけるだけでも、肌にハリが生まれ、髪が美しくなり、脳の働きがよくなります。また便秘を解消したり、疲れにくくする効果もあります。細胞をいきいきと保つためには不可欠なのです。

ただ、たくさん飲む必要はないのです。いままでとっていた「加熱水分」を「自然水分」にかえるだけで効果は出てきます。できれば毎日、朝起きたときと入浴前、そして夜、寝る前の三回、コップに一杯ずつ「自然水分」をとることをおすすめします。

就寝前の一杯は、血液の浄化になり、血栓を防いだり、みずみずしい肌を保つのに欠かせません。年輩の方の場合は、寝る前の水は二口ぐらいにします。

そして三度の食事のときは、必ずコップ一杯以上の生水を飲みます。これが食べたものの消化吸収を促します。

朝の起きぬけのコップ一杯の水は、便通をよくし、体の新陳代謝もよくします。さらにこの時、抹茶を小さじにすり切り一杯いれて、よくかきまぜて飲むと、葉緑素の働きで、体の抵抗力が強くなり、体がじょうぶになります。

また、入浴前の一杯の水は、汗や皮脂《ひし》の分泌を促し、老廃物の排出を助けます。

春から夏にかけて、私たちはたくさん汗をかくので、より、こまめに自然水分の補給をすることが大切です。ビタミンやミネラルを多く必要とする時期でもありますから、生野菜や果物、フレッシュジュースなどで「自然水分」をとるといっそう効果的です。

さて、ここをしっかり覚えていただきたいのですが、「自然水分」をとっても、でんぷん質をとっていないと、じゅうぶんにそれを吸収することができません。ですから、朝食にしっかりごはんやパンやいもなどのでんぷん質をとる必要があるのです。

また、水をとる場合、気をつけていただきたいのが、市販されているミネラルウォーターです。殺菌するために、加熱処理されているものが少なくないのです。これはいうまでもなく「加熱水分」ですから、表示を確認してから飲むようにしましょう。つまり自然濾過《ろか》のものを選ぶようにしましょう。

ジュースについても同じです。たとえば、濃縮還元《のうしゅくかんげん》したものや一〇〇パーセント果汁のものは、果実のビタミンがそのままとられるとは限りません。むしろそれらは、熱を加えてある場合がほとんどで、ビタミンCの効果などあまり期待できないでしょう。

いちばん手軽に飲める「自然水分」は水道水です。ただ、気になるのは、塩素やトリハロメタンといった発がん性物質。簡単なものであっても、できるだけ浄水器を使うなどしたほうが安心です。

水をやかんに汲んで、フタをあけてそのまま数分間、放置しておくだけでも、塩素が抜けて飲みやすくなりますが、炭を使うのも一つの方法です。お茶席などで使う備長炭《びんちょうたん》を、ホーローか、ステンレスのやかんなどに入れ、水道の水を入れておきます。そして四～五時間たつと、その炭が塩素やカルキをすってくれるため、おいしい水になるのです。その炭は、一ヵ月に一回、表面を水道の水で簡単に洗い流して太陽に干せば、何度でも使えます。

また、レモンをスライスして（輸入のものであれば皮をむいたものを）タッパーや水容れに入れ、水を入れてフタをしないでおくと、カルキや水のにおいがとれます。

◆「加熱水分」も、とり方次第で役に立つ

「加熱水分」は、細胞を活性化しないのですが、効果的な面もあります。というのは、加熱水分は体が代謝せず、尿としてそのまま排出されるのですが、そのときにいっしょに塩分を連れだしますから、食後に飲むとたいへん効果的です。

お鮨《すし》屋さんで、お鮨をしょうゆにつけて食べ、最後に上がりといって、お茶を大きな湯飲みで飲むのも、塩ぬきしていることになります。昔からの日本人の知恵ですね。しかし食後以外に飲みすぎると、体を冷やす原因になります。

指の第一関節の先や鼻の頭が黒っぽかったり、赤みがかっている方は、塩分が体にたまりすぎていることを表しています。塩分をとりすぎると、血液の循環が悪くなったり、慢性病を引き起こすことがあります。肌あれや毛髪をいためる原因にもなりますから注意が必要です。

塩ぬきの一つの方法として、汗をかくことは有効です。スポーツをしたり、体を動かしたり、ぬるめのお湯にゆっくりつかって、過剰な塩分を汗といっしょに排出してしまうという方法です。そして、汗をかいたあとに生水や生の果物で「自然水分」を補給すればよいのです。入浴するときは、生水か果物の生ジュースを飲んでから入ると、体内に自然水分がよく吸収されますし、また湯疲れを防ぐことができます。

また、ウーロン茶やジャスミン茶には、脂肪を分解し、排出を促す作用が、ある程度はあります。また、コーヒーは、肉料理を食べたあとに飲むと、肉の脂《あぶら》を分解し、肉からくる害を防ぎます。ミルクや砂糖を入れない方（ブラック）がより効果があります。

◆「自然水分」をとれば、逆子《さかご》も直る

私は、十六歳の時に自然食を始めましたが、妊娠するまでは、あまり徹底していなかったのですが、子どもがおなかにいることがわかってからは、真剣に取り組むようになりました。

おなかの子どもは、母親から栄養をとることによって健康体をつくります。母親の責任は重大です。自分がよい食事をして、子どもが生まれてきたときに、健康体で生まれてきてほしいという切実な願いから、徹底的に自然食を実行しました。

そのきっかけは、一人目を妊娠して二週目にはじまった〝つわり〟でした。お客さまの接待で肉料理を食べたその夜、食べた肉をすべて吐き出してしまったのです。このことをきっかけに、肉料理を完全にやめ、出産まで一度も食べませんでした。そのお蔭《かげ》で、無事、安産を迎えることができました。

二人目の子どもの時には、七ヵ月か八ヵ月目の頃だったと思いますが、逆子ということがわかりました。母に相談したところ、

「逆子は羊水が足りないことが原因。でんぷん質と自然水分をしっかりとるように」

と教わりました。夏でしたから、「スイカがいいのでは?」という母のすすめで、私は、大きなスイカを六等分したものを、毎日食べることにしました。もちろん、体をあたためて吸収を促すでんぷん質も朝きちんととっていました。

お医者さまは、逆子を直すのに体操をすすめて下さったのですが、結局、一度も体操をせずに、一ヵ月ほどで、子どもは正常な位置に戻ったのでした。出産も完全な無痛分娩で、たった三〇分で生まれました。これにはみんなもびっくり!

自然水分とでんぷん質をたっぷりとっていたせいでしょう。このとき、「自然水分」の力、そして自然食の力、そしてまた動物性たんぱく質をとらなくても、大豆などの植物性たんぱく質と、海からのえび、いか、かに、貝などを補給すれば、健康な子どもが生まれるということを、身をもって体験し、実証することができました。

妊娠すると、酸っぱい果物が欲しくなるといいますが、これは安産のための自然の導きです。レモン、夏みかん、オレンジなど柑橘《かんきつ》類の酸っぱい果物には、クエン酸が含まれていて、胃液の働きの補助となり、体が楽になります。妊娠中は積極的にとって下さい。私の場合は、妊娠する前から、毎日、夏みかんをよく食べていたのがとてもよかったのです。

◆「夏みかんはお好きですか?」

お見合いの席で、まず「ご趣味は?」とたずねるのはふつうのことのようです。しかしこれからのお見合いの席では、次のように聞いてみるのはどうでしょう。

「夏みかんはお好きですか?」

というのも、夏みかんが好きな人は、概して弱アルカリ体質であり、がんになりにくく、また頭のいい人が多いのです。夏みかんには、頭の栄養になるリン酸カルシウムという成分が入っているためです。

私のいう「夏みかん」は、よくお店で売っている甘夏ではありません。というより、店先から姿を消して久しいので、ご存知ない方も多いかもしれませんが、甘夏よりも黄色っぽくて、ひときわ酸味が強い、昔「夏だいだい」といわれた本物の夏みかんです。

小学生のころ、夏になると毎年、母の実家の山口県から特産の「夏だいだい」が木箱に入れて送られてきました。それは、母が生まれた家にある夏みかんの木でとれた、大きく実った夏みかんでした。しかし、子どもの頃の私には酸っぱくて飛び上がるほどでしたから、とても口にすることはできませんでした。

これは、夏みかんそのものが酸っぱいせいもありましたが、私の体が酸性体質だったことにも原因があったようです。自然食を始めて弱アルカリ体質になった今では、逆に甘くさえ感じることがあります。

私が夏みかんを食べるようになったのは二十三歳のころです。もともと体の新陳代謝がよくなかったのですが、それには夏みかんがいいと母にすすめられたので、食べてみることにしたわけです。

あの酸っぱさをこらえて食べてみたところ、体がポカポカしてきて軽くなり、頭まで冴えてくるのがわかりました。夏みかんに含まれるリン酸カルシウムが、脳の栄養になるのですが、てきめんに効果があらわれました。頭の回転がとてもよくなったのです。大げさなようですが、理解力や判断力がよくなり、対人関係もよくなり、人生観が変わったほどの収穫がありました。それ以来、三十年以上、毎朝、少しずつ食べ続けています。

以前わが家にも、本物の夏みかんの木がありました。私が二十三歳のころ、お隣が引っ越されるからというので、わが家の庭にいただいたものです。それ以来、三十年以上、毎年この木に実る夏みかんをいただいていました。

夏みかんは、なかなか手に入らないというのが難点です。サマーフルーツというみかんがあり、これが本物の夏みかんに近いと思います。みなさんもぜひお試しください。

最初は酸っぱく感じるかもしれませんが、徐々に慣れてきますし、体質が変われば、酸っぱく感じることもなくなります。もしサマーフルーツがなければ、甘夏を食べて下さい。

幸い、最近は自然食品の店や、果物の老舗の店で、本物の夏みかんが旬の果物として売られているのを、ときどき目にする機会もふえました。こういった酸っぱいものを、みなさんがどんどん食べて下さると、体のじょうぶな人、そして頭のしっかりした聡明《そうめい》な人がどんどんふえることになりますよ。

◆名前の由来は「ジェーン台風」

私は夏に生まれたせいか、太陽が燦々《さんさん》と照りつける夏が大好きです。ヒマワリは、私の大好きな花です。太陽に向かってまっすぐに伸び、そこに咲いているだけで、パッと周囲を明るくし、元気を与えてくれる花。そんなヒマワリのように、私も生きたいと思います。

最近では、オゾン層の破壊が進んでしまったことで、紫外線の害が深刻なものになってきています。ですから、紫外線対策は不可欠といわれていますが、一方、人間の体にとって、太陽の光を浴びることもまた大事です。

太陽の光には、ビタミンの生成を促すといった栄養上の効用もありますが、体が本来のリズムを刻むのにも不可欠です。日焼けが気になる場合は、指先を五分間、日に当てるだけでも効果があります。

塩分が体にたまっている人は、日光を浴びると肌にトラブルが起きることがあるといわれます。その意味からも、塩分を体にためないようにしましょう。しかしこれも、人それぞれの体質によりますから、いちがいにはいえませんが、私の場合は、太陽光線を浴びてもだいじょうぶなようです。

私はふだん、なるべく歩くように心がけていますが、容赦なく照りつける太陽の下を一〇分から三〇分ほど歩いていると、バテるどころか、元気になります。太陽光線を浴びながら歩くと、生理作用がより活発になり、内臓は食べたものを燃焼しますし、余計なガスを体外に排出させます。このため、歩いているうちに体が引き締まってきます。ダイエット効果が抜群なのです。

さらに、私は歩きながら、なるべくてのひらに太陽の光が当たるようにしています。てのひらから太陽エネルギーを体に入れます。太陽光線には、人間に必要なビタミンをたくさんつくりだす働きがあるからです。

さて、夏といえば台風。私は台風と深い関わりがあります。じつは私の名前の「ジェニー」ですが、これは台風からとった名前なのです。いうまでもなく私の名前「ジェニー」は本名で、中央気象台長だった大叔父・藤原咲平《さくへい》が、その名づけ親だったのです。

「メイさんの娘さんだから、ハイカラな名前がいい」

ということでつけた名前だそうですが、いかにも気象台長らしいなと思うのは、私が生まれる少し前に日本に上陸した台風の名前からとったというエピソードです。それは「ジェーン台風」という台風でした。

現在、日本では「台風一号」「台風二号」というふうに、数字で台風を示していますが、昔は一つ一つに女性の名前をつけていました。というのも、戦後の占領下の日本では、台風の名前もアメリカ軍がつけていたのです。なぜ台風は女性なのか、それはわかりません。もっとも、

「伊勢湾台風」「枕崎台風」という名前もありましたが、これは上陸地をその名称につけたわけですね。

さてそのジェーン台風ですが、その強い風によって、イネの花粉のつきをよくし、豊作へと導いた台風として知られています。大叔父は、

「この台風のように、多くの人に幸運をもたらす人であってほしい」

という思いから、この名をつけてくれたのだと、両親から教えられています。

ところで、この「ジェニー」という名前ですが、私が生まれた昭和二十一年当時にあっては、かなり珍しい名前でした。みなさんに「珍しいお名前ですね」と驚かれました。私は、疎開先だった長野県の上諏訪《かみすわ》で生まれたのですが、母は今でも、ときどき話の中で、昔はよく「ジェニー」を「ゼニ（銭）」と間違う人がいたといっては、笑っています。

そのころは、女の子の名前には、必ず「子」という字が入った時代です。当の本人である私は、子ども心に、とても恥ずかしい思いをしていました。しかし今となっては、とてもおしゃれで、かわいい名前だと、自分でも気に入っています。

◆おいしい空気は、なによりのごちそう

都会の真ん中に暮らしているせいでしょうか。四十代後半のころより、オゾンの多いよい空気にふれ、体調をととのえるようにしています。オゾンを多く含んだ空気は、細胞を活性化し、

なのです。

自然治癒力を高めるのにとても役立ちます。オゾンを多く含んだ空気は、なによりのごちそう

主人も私も清里が大好きで、よく訪れては散策を楽しんでいます。とりわけ、朝の空気は格別です。ひんやりとして心地よい、オゾンたっぷりの空気です。胸いっぱいに吸い込むと、体中の細胞がいきいきとよみがえってくるのを感じます。また、血流によって頭の中に酸素がいっぱい入り、とてもさわやかな気持ちになります。生命力があふれ出します。

木立の間を歩いていると、木々や草花の息づかいがはっきりと聴こえてきます。自然の一員であることを実感できる、幸せなひとときです。

「さわやかな空気をありがとう!」

思わず、木々や草花に、そして大地に感謝せずにはいられなくなります。心の中で感謝しながら、生まれたての空気をいただいています。

五十歳のころ、私は体調がすぐれずにいました。そのとき、健康なときにはわからなかった、空気のもつ癒しのパワーに、はじめて気づきました。オゾンいっぱいの空気に助けられたのです――。空気が私の体の中の自然治癒力を目覚めさせてくれたのです。空気の偉大さ、そしてやさしさに触れた思いがしました。

とくに海の空気は、心も体も癒してくれる不思議な癒しのパワーをもっています。東京湾に面したところに〝お台場〟があるのですが、体調がすぐれない頃、私はそこに毎週のように出

掛けていって、オゾンいっぱいの空気を吸っていました。たった小一時間ほどのことでしたが、元気を取り戻していました。

ある年の六月、曇り空の午前中でした。お台場の岸壁に立っていました。岸壁の下では、だれかが岩海苔やアサリを採っていました。曇りのせいか、波は少し荒れていました。

このとき、生まれて初めての光景に出会いました。たくさんのハゼが、どういうわけか、その一〇センチ足らずの小さな体で、つぎつぎと波の上に五〇センチほども高く飛び上がってジャンプしているのです。しばらくすると、頭を三センチくらい水面に出して泳いでいました。

海鳥たちは、海の上を高く飛んでいたかと思うと、今度は急降下。あっという間に海中に潜って三〇秒くらいも出てきません。少し心配しながら見守っているのですが、エサが獲《と》れたらしく、意気揚々として、水面から力強く羽ばたいて、空に舞い上がります。

私はその情景を、息をのみ、感嘆しながら眺めていました。ハゼも海鳥も、一所懸命に生きている。自分の「生」に対してとても誠実に生きている。その姿に強く胸を打たれました。そこには、海と空の、生きるための壮大なドラマがありました。

その後、何度かお台場に赴きましたが、このような光景はそのときだけでした。まさに一期《いちご》一会《いちえ》。この一回きりの壮大なドラマは、私の脳裏に焼きついて忘れることができません。その光景に出逢えたことを、とても感謝しています。

ある時は、砂浜の波打ち際を散歩します。静かにうち寄せる波、寄せては引く波の音は、地球の呼吸そのものだと感じます。その静かな波の音を聞いていると、自然に回帰して癒されている自分に気づきます。

そして潮風にふれ、オゾンたっぷりの風に吹かれていると、生命のはじめに戻っていくようです。人は海から生まれたのだと感じます。海と空の「気」や色彩は、刻一刻と移り変わります。だからこそ、この一刻に、いとおしさを感じます。

◆揺れる木に思いを寄せて

清里に行ったとき、私はよく、さわやかな空気をゆっくりと吸いながら、木々の葉を眺めることが好きなのですが、あるとき、ふと大木の幹が風に吹かれるたびに、ゆっくりと、微妙に揺れているのに気がつきました。

大木は、生えているだけで微動だにしないものだと思っていましたが、じつは風によって幹が揺れることで、しっかりと自分をつくっているのですね。あるとき母に話すと、それは根に空気を送り、土をほぐして、栄養を取り入れやすくしているのだそうです。揺れる木には「自然の哲学」を教えられました。また、強い風にさらされればさらされるほど、幹が強くなるのですね。

「風に吹かれて、木がゆれて育っていく」

「強風にさらされて強くなる」

人間も同じ……。そう思いました。

私はその木を見ながら、思いをめぐらしました。風によって木が揺れなければ、根腐れさえ起こしかねません。もちろん、大樹《たいじゅ》に生長することなどできません。

強風は確かに脅威です。でも、しっかりと根を張っておけば、倒れることはありません。おだやかな日にも、少しの風によって木はゆれ、しっかりとした根を張ろうとしています。

私はあらためて、その木々を仰ぎ見ました。八月の末、鮮やかな緑の葉をひらひらとさせていました。たおやかに、楽しそうに、そして凛《りん》としていました。赤トンボが飛んできて、枝先にとまりました。いっしょに揺られて心地よさそうにしていました。

【夏の朝食におすすめの献立…1】

アレルギー体質を改善するメニュー

夏は体力を消耗しがちな季節です。夏バテ解消のために鰻《うなぎ》や焼き肉などを食べる方がいらっしゃいますが、これでは逆に体に負担をかけてしまうのでひかえましょう。やはりしっかりでんぷん質をとることが大事です。じゃがいもは、いもの中ではビタミンCを多く含み、消化もよく元気が出ます。

また、汗をたくさんかく時期でもありますから、自然水分をたっぷりとるように心がけてください。とりわけ朝は、生野菜やくだもので自然水分を補給するようにしましょう。私は朝食後に、にんじん（1/2個）、りんご（1/2個）、じゃがいも（1/2個）、キャベツ少々のジュースを欠かさず飲んでいます。一年中飲んでいますが、特に夏、必要なジュースです。朝食には私の場合、ほとんど生のものをとるようにしています。

最近アレルギー症状に悩む方が増えていますが、それはこの時期、塩分をひかえ、野菜やくだもの、海藻類（ヨード、カルシウム）をたっぷりとることで、体質を改善することができます。特に生の青野菜はアレルギー予防には欠かせない食材の一つです。少量でも、できるだけ生のまま食べるようにすると効果が上がります。

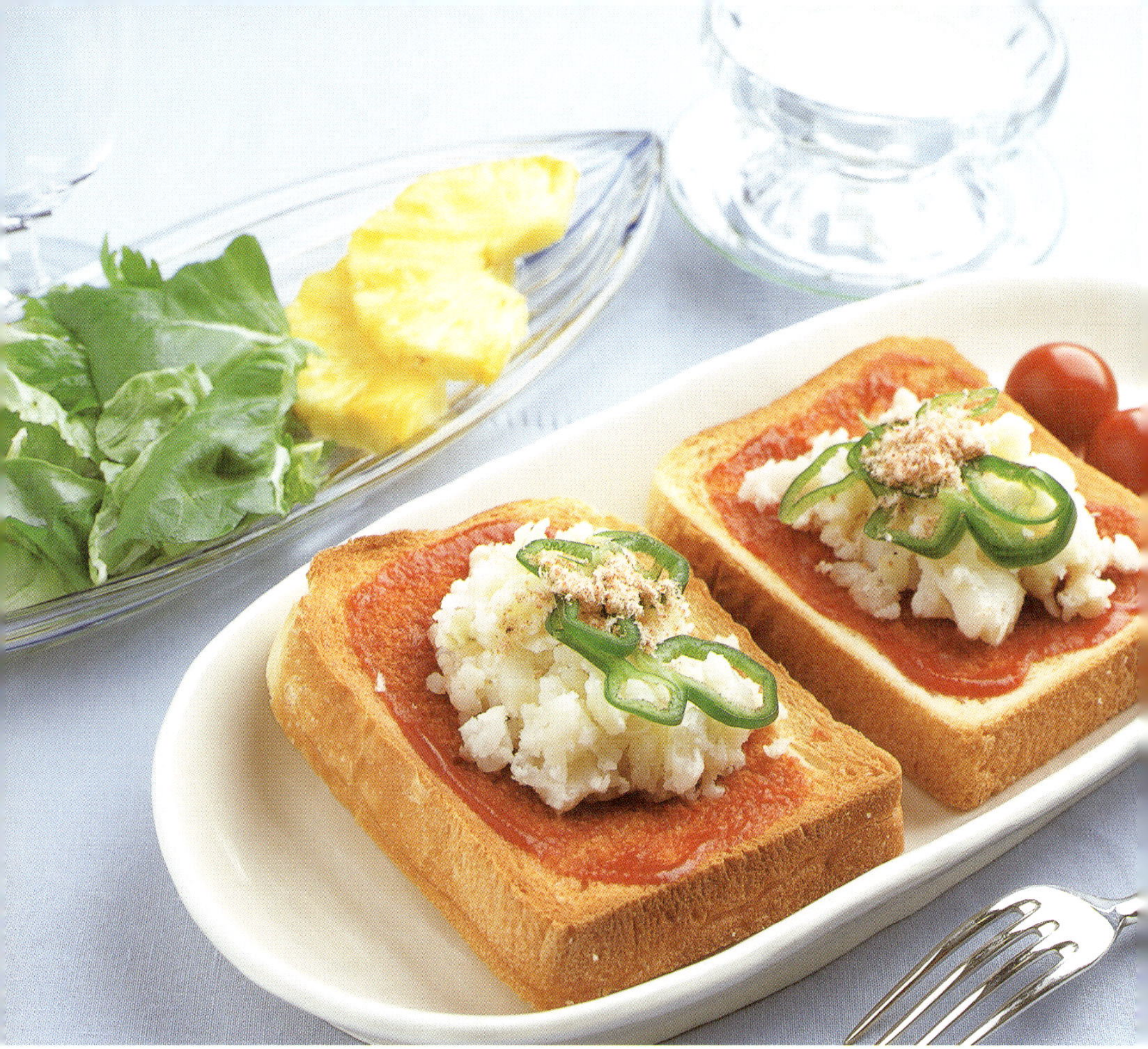

①じゃがいものオープンサンド
②青野菜とパイナップルの甘酢がけ
③抹茶ヨーグルト
④生水（自然水）

①じゃがいものオープンサンド

【材料】（2人分）
食パン（6枚切り）……………2枚
じゃがいも（中）……………2個
ピーマン…………………小½個
干しえび……………………2ｇ
モッツァレラチーズ………小さじ2
（またはカマンベールチーズなどのナチュラルチーズ）
トマトケチャップ…………大さじ2
塩、こしょう………………少々
ミニトマト…………………4個

【作り方】
①じゃがいもは皮つきのままゆで、ゆで上がったら皮をむき、軽くつぶし、塩、こしょうします。
②ピーマンは薄切りに、干しえびはフードカッターで細かくします。
③食パンをトーストし、トマトケチャップを薄くのばします。その上からモッツァレラチーズ（またはカマンベールチーズなどのナチュラルチーズ）と①②をのせます。
④ミニトマトを添えます。

【健康メモ】

パンやご飯の「お焦げ」には、体をあたためる効果があるので、冷え性の方には特におすすめです。

モッツァレラチーズは、ナチュラルチーズの一つで、高温で加工していないので、より自然のままであり、たんぱく質やカルシウムを含んでいます。

②青野菜とパイナップルの甘酢がけ

【材料】（1人分）
セロリの葉……………………1本
サラダ菜………………………2枚
パイナップル（生）…………輪切りのもの1個
甘酢（作り方は四五ページ参照）

【作り方】
①セロリの葉は、大きめに切ります。
②サラダ菜は、手でちぎります。

③パイナップルは、2つ、または4つに切ります。
④甘酢をかけます。

③抹茶ヨーグルト

［材料］（1人分）
プレーンヨーグルト……カップ1
抹茶……小さじ½

［作り方］
プレーンヨーグルトに抹茶を加え、よく混ぜ合せます。

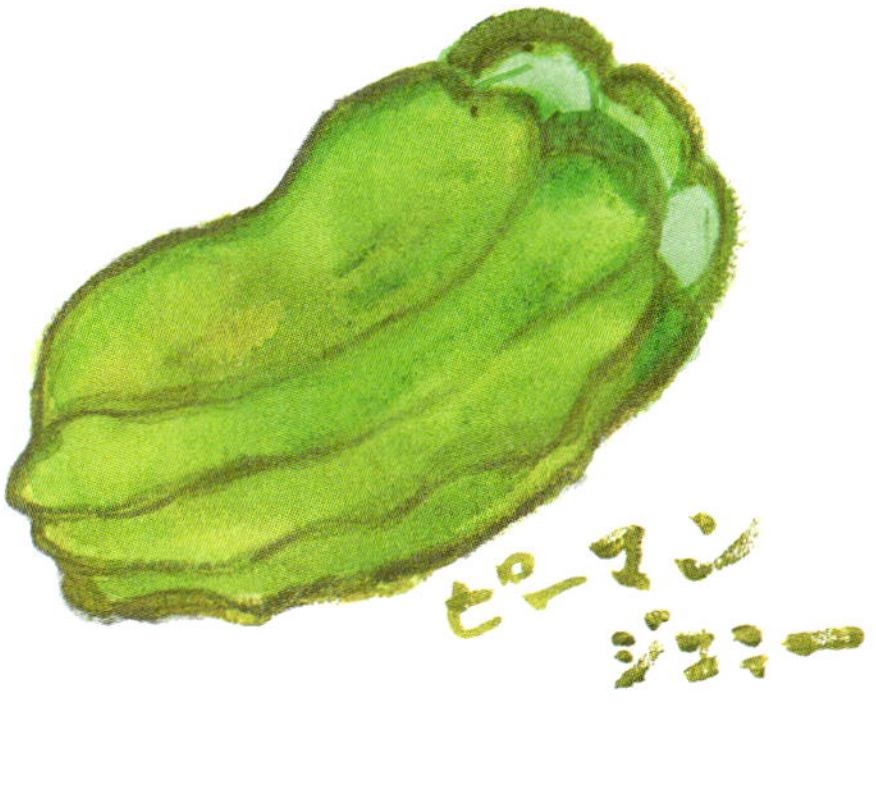

【夏の朝食におすすめの献立…2】

肌も体も元気になる朝食メニュー

長いもは、それ自体、消化のよい食べものですが、さらにでんぷんの消化酵素であるジアスターゼを含んでいるので、でんぷんの吸収を助け、高血圧や糖尿病を防いでくれます。

ここでは、酢のものにしていただきますが、一緒に生の青野菜をとるとよいでしょう。生のクレソンや生の春菊にはビタミンKが多く、体内の余分な脂肪を分解してくれるので、ダイエット効果があります。また、血液を浄化する働きがあり、肝臓を丈夫にするので、きれいな目をつくります。また、油の多い料理をとったときに一緒に食べるとよいでしょう。

夏の旬の野菜であるなすは、冷たくしても熱くしてもおいしい野菜です。出盛りのときに、いろいろ調理してみましょう。アルカリ性が強いので、夏の疲労した体の酸性化した血液を中和してくれます。生で食べるのが栄養的にはいちばんですが、焼いて、かつお節としょうがをかけて食べるのも、夏のごちそうとしておいしいものです。

夏は、いろんなメロンが出まわりますし、旬なのでおいしい時期です。朝食・昼食のくだものとしてメロンも大いに食べましょう。メロンは肌をきれいにするだけでなく、夏の疲労回復にも役立ちます。

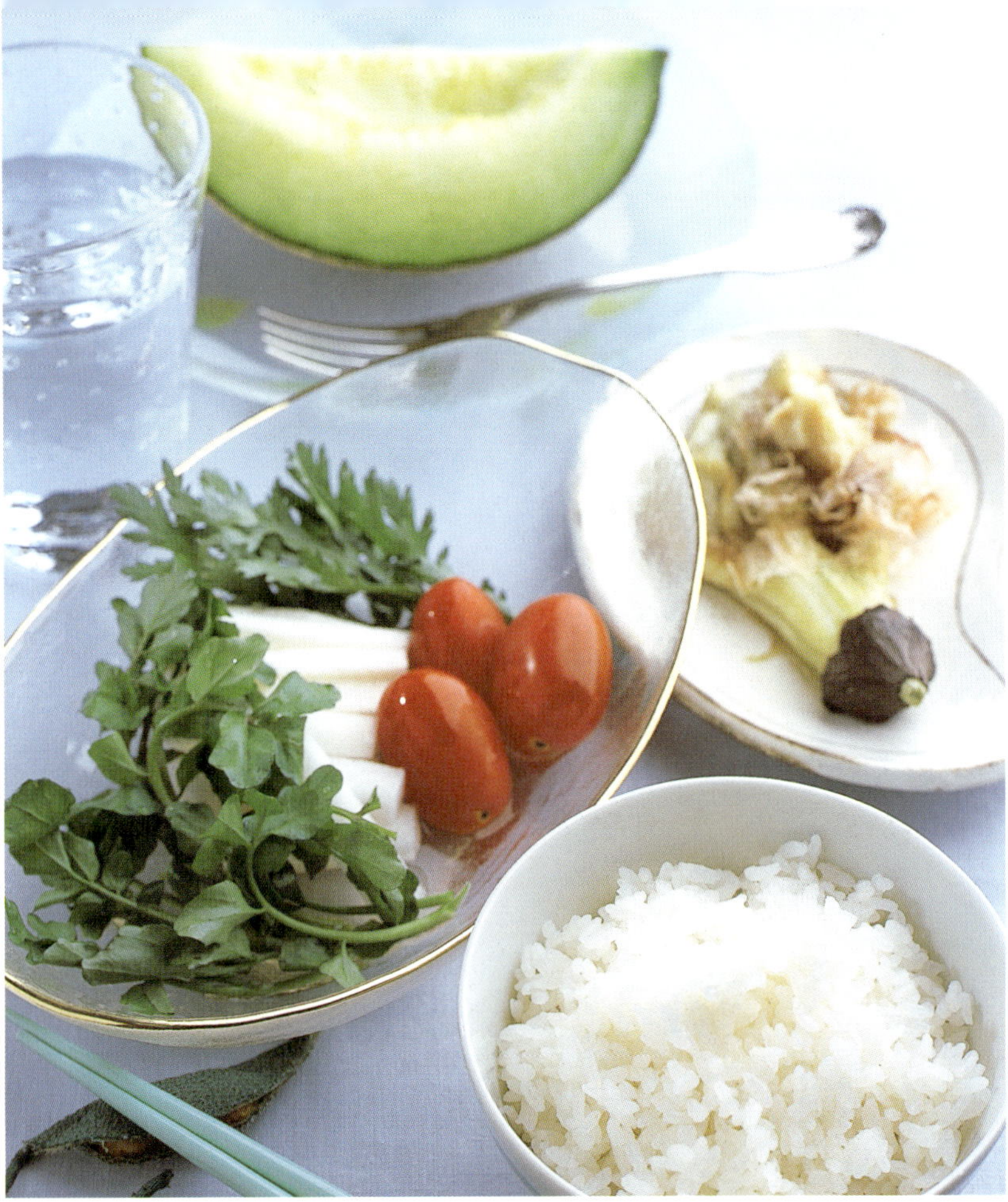

①長いも、大根、クレソン、
春菊の酢のもの
②なすのしぎ焼き
③ご飯
④メロン
⑤生水（自然水）

①長いも、大根、クレソン、春菊の酢のもの

［材料］（2人分）

長いも……………5㎝
大根………………5㎝
クレソン…………適宜
春菊………………適宜
ミニトマト………6個

A
酢…………カップ¼
みりん……大さじ2
しょうゆ…大さじ½
だし汁……大さじ3

［作り方］

①長いもと大根の皮をむいて、それぞれ幅1㎝、長さ5㎝ぐらいのせん切りにします。
②クレソンと春菊をちぎって、食べやすい大きさにします。
③器にそれぞれを盛りつけ、Aを適量かけます。飾りでミニトマトを添えます。

②なすのしぎ焼き

［材料］（1人分）

なす………………1個
かつお節…………適宜
しょうが…………適宜
しょうゆ…………少々

［作り方］

①なすは、ヘタのとがった部分を切り取って、網かオーブンで、ころがしながら10分ほど焼きます。
②手でさわってみて、やわらかくなったら、なすの皮をむきます。焼きなすの皮をむくときは、水にさっとつけて、まだ熱いうちに皮をむきます。竹串を皮と実の間に入れて横に動かすと、楽にむけます。
③なすの端に3ヵ所ぐらい包丁を入れて、かつお節、しょうがを盛り、しょうゆを少量かけます。

④メロン

①メロンは、２つに切り、さらにこれを２つに切ります。⅛個です。

②皮と実の間に包丁を入れ、食べやすいようにタテに４ヵ所ぐらい切ります。

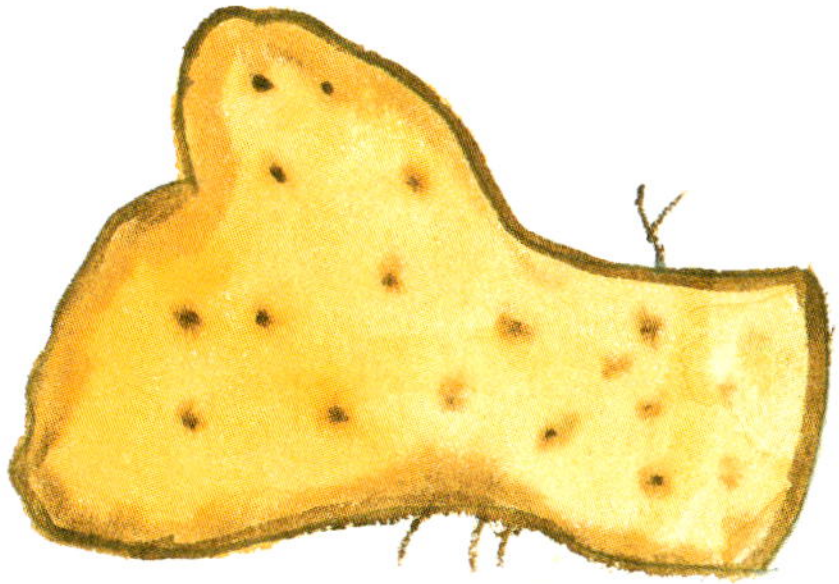

【夏の昼食におすすめの献立…1】

夏にふさわしいそうめんメニュー

日本の夏を元気に乗り切るためには、何といってもそうめんがいちばんです。そうめんには油がまったく含まれていません。みょうがや青じそ、きゅうりなど、さっぱり感のある食材を添えれば、暑さもスーッと引いていきます。デザートには、すいかなど、自然水分の豊富なものを選ぶとよいでしょう。

みょうがは、古くから解毒《げどく》や腐敗《ふはい》防止に役立つことが知られています。また、青じそには、ビタミンK、A、Eが豊富に含まれています。食欲不振や貧血、アレルギーを改善するほか、脳の働きをよくする効果もあるので、疲れが出やすい午後に向けて、たのもしい活力源になることでしょう。

食欲の落ちやすいこの時期には、ぜひ見た目にもこだわりたいものです。たとえば、涼しげなガラスの器を使うだけでも印象が変わります。作った人のちょっとした心遣いも隠し味の一つ。見た目のキレイさ、楽しさで食欲がアップすれば、消化吸収もよくなりますから、ご家族のために、ひと工夫なさってみてはいかがでしょうか。

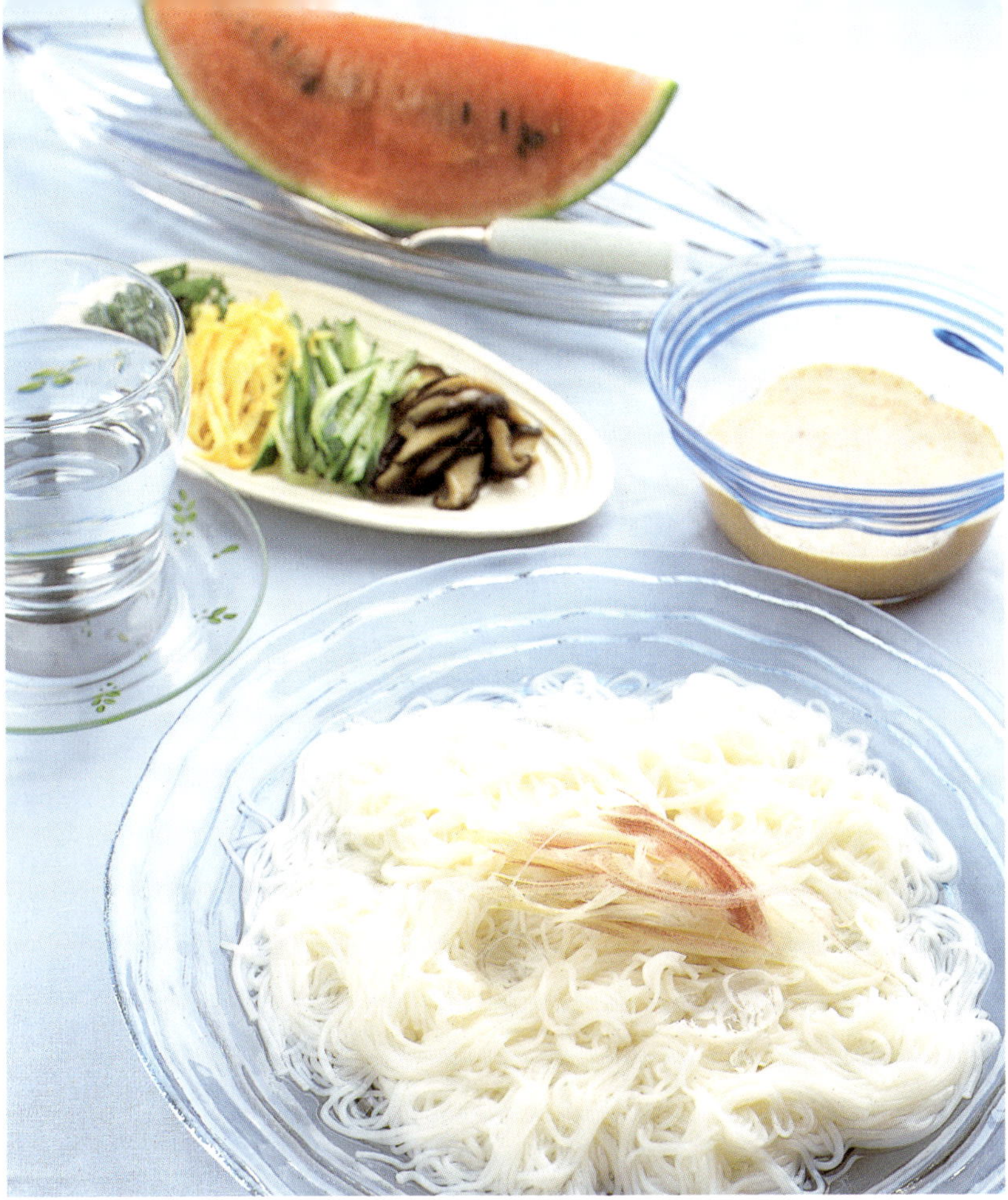

①変わりそうめん
②すいか
③生水（自然水）

①変わりそうめん

［材料］（1人分）

そうめん……………80〜100g
青じそ………………2枚
きゅうり……………1/3本
卵……………………1/2個
干ししいたけ………2個
生ごま………………大さじ1
煎《い》りごま……………大さじ1
みょうが……………1個

A
だし汁………………カップ1/3
みりん………………大さじ2
酒……………………大さじ2
しょうゆ……………大さじ3

B
しいたけのもどし汁……カップ1/2
酒……………………大さじ1強
砂糖…………………大さじ2
しょうゆ……………大さじ1

［作り方］

①生ごまと煎《い》りごまをすります。Aの材料はひと煮たちさせ、冷やしてごまと混ぜてつけ汁にします。
（煎りごまは、市販のものでもけっこうです）
②青じそ、きゅうりはせん切りにします。
③卵はフライパンに少量の油を入れて、薄く焼き、細く切ります。
④干ししいたけは水にもどして、そのしいたけのもどし汁を使ったBで、甘辛く煮つけて細く切ります。
⑤そうめんをゆで、冷水にとって水気をきります。器に盛ります。
⑥せん切りにしたみょうがをのせます。
⑦前記②③④と⑤を別の器にのせます。
⑧つけ汁を添えます。

②すいか（適宜）

【夏の昼食におすすめの献立…2】

トロピカル風の楽しいランチ

夏は、脂肪分をひかえて、不足しがちなビタミン、ミネラルがたっぷりとれるメニューが必要になってきます。それには、くだものや夏野菜がふさわしいのですが、特に南国生まれのフルーツは、栄養価が高く、夏バテに抜群の効果を発揮します。私は五年ほど前、ベトナムの方にドラゴンフルーツをいただき、夏、くたびれていたときに食べたところ、すっかり疲労がとれた思い出があります。このくだものは、最近は沖縄でも作り始め、手に入りやすくなったといわれます。

こうした南国のフルーツのなかでもパパイヤとアボカドは、体に活力を与えてくれます。パパイヤはビタミンA、Cを多く含み、特にビタミンCはたいへん豊富でレモンに匹敵するほどです。またアボカドは良質の脂肪を含みます。どちらも元気の出るくだものだと言えます。パパイヤやアボカドを食べるとき、レモンを少量かけて食べますと、ビタミンの吸収をよくします。バナナやマンゴーも同じように酸がないので、レモンやカボスなど2、3滴かけるとよいですね。

しかしこれらを効率よく吸収するためには、でんぷん質が必要です。ご飯やパン、いも類などを一緒にとるようにしましょう。

ここでは、南国のくだものをパンにのせたトロピカルサンドをご紹介しましょう。

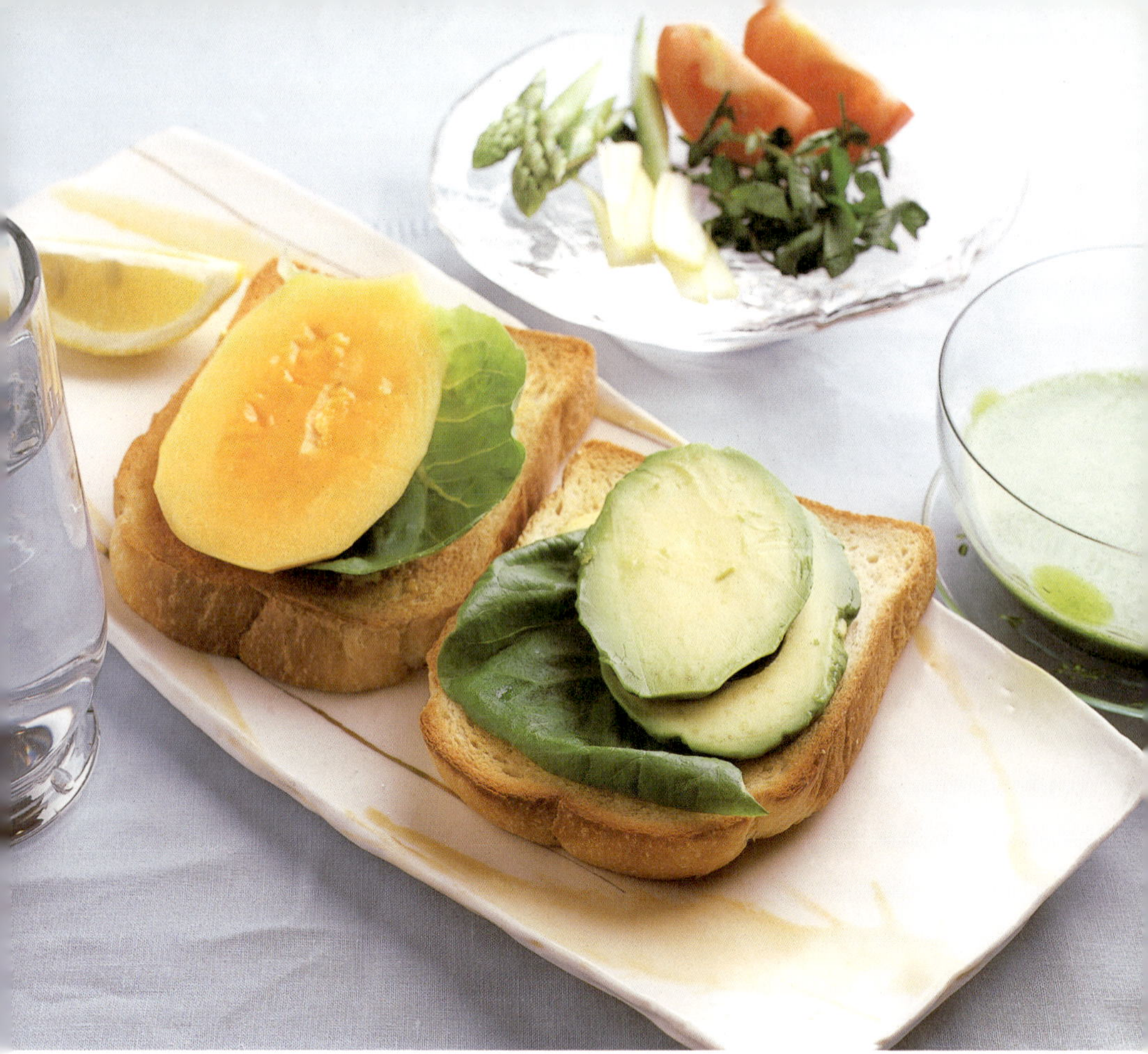

①トロピカルサンド
②グリーンサラダ
（アスパラガス、クレソン、セロリ、トマト）
③グリーンヨーグルト
④生水（自然水）

①トロピカルサンド

[材料]（1人分）

食パン（12枚切り）……2枚
マヨネーズ……大さじ2
からし……少々
アボカド……½個
パパイヤ……¼個
サラダ菜……4枚

[作り方]

①食パンを焼き色がつくまでトーストします。
②マヨネーズとからしをよく混ぜ合せ、トーストに塗ります。
③アボカド、パパイヤは、皮をむいて薄切りにします。
④先の②にサラダ菜と③をのせて器に盛ります。

[健康メモ]

切ったあとのフルーツには、レモン汁をかけておくと変色を防ぐことができ、おいしさが増します。

②グリーンサラダ（アスパラガス、クレソン、セロリ、トマト）

[材料]（1人分）

アスパラガス……1本
クレソン……2本
セロリ……5cm
トマト……½個
二杯酢……適宜
（または、三杯酢）（作り方は四五ページ参照）

[作り方]

①アスパラガスは、生のまま斜めに切り、先っぽの部分も食べやすく切ります。
②クレソンは、生のものを手でちぎります。
③セロリは皮をむいて、幅1cm、長さ5cmぐらいのたんざくに切ります。
④トマトは櫛《くし》形に切ります。
⑤器に盛り、二杯酢か三杯酢をかけます。

［健康メモ］
緑黄色野菜にはカロチンが豊富に含まれています。強い抗酸化力がありますので、体が酸性に傾くのを防ぐことができます。

③グリーンヨーグルト

［材料］（1人分）
プレーンヨーグルト……カップ1
ほうれん草……2本
蜂蜜……小さじ1

［作り方］
①ほうれん草をさっとゆで、1cmぐらいに切ってヨーグルトと一緒にミキサーにかけます。
②その中に、蜂蜜を小さじ1杯加えて混ぜます。

【夏の夕食におすすめの献立…1】

夏バテ気味で食欲のないときに

食欲が落ちているときには、スパイシーな料理が食べたくなりますね。そんなときにぴったりのカレーをご紹介します。カレー粉のスパイスには、体をあたため、体内を殺菌する効果がありますので、体力の落ちやすいこの時期には、特におすすめです。

ここでご紹介するカレーは、肉と油を使っていないので、胃腸に負担をかける心配がありません。「少しの帆立《ほたて》貝柱と野菜だけでは、コクが出ないのでは?」とお感じになるかもしれませんが、帆立貝柱の風味と野菜とくだもののうま味が溶け合って、とてもおいしく仕上がります。

このひと皿で、10種類以上の野菜やくだものをとることができます。ここにご紹介したもの以外でも、かぼちゃやブロッコリー、カリフラワーなど、ご家庭にある野菜やくだものをいろいろ加えて、オリジナルの味を楽しんでみてはいかがでしょうか。

デザートには、ビタミンやミネラル、自然水分のたっぷりとれるくだものを添えて、傷《いた》みを受けやすい夏の肌を健やかに保ちましょう。

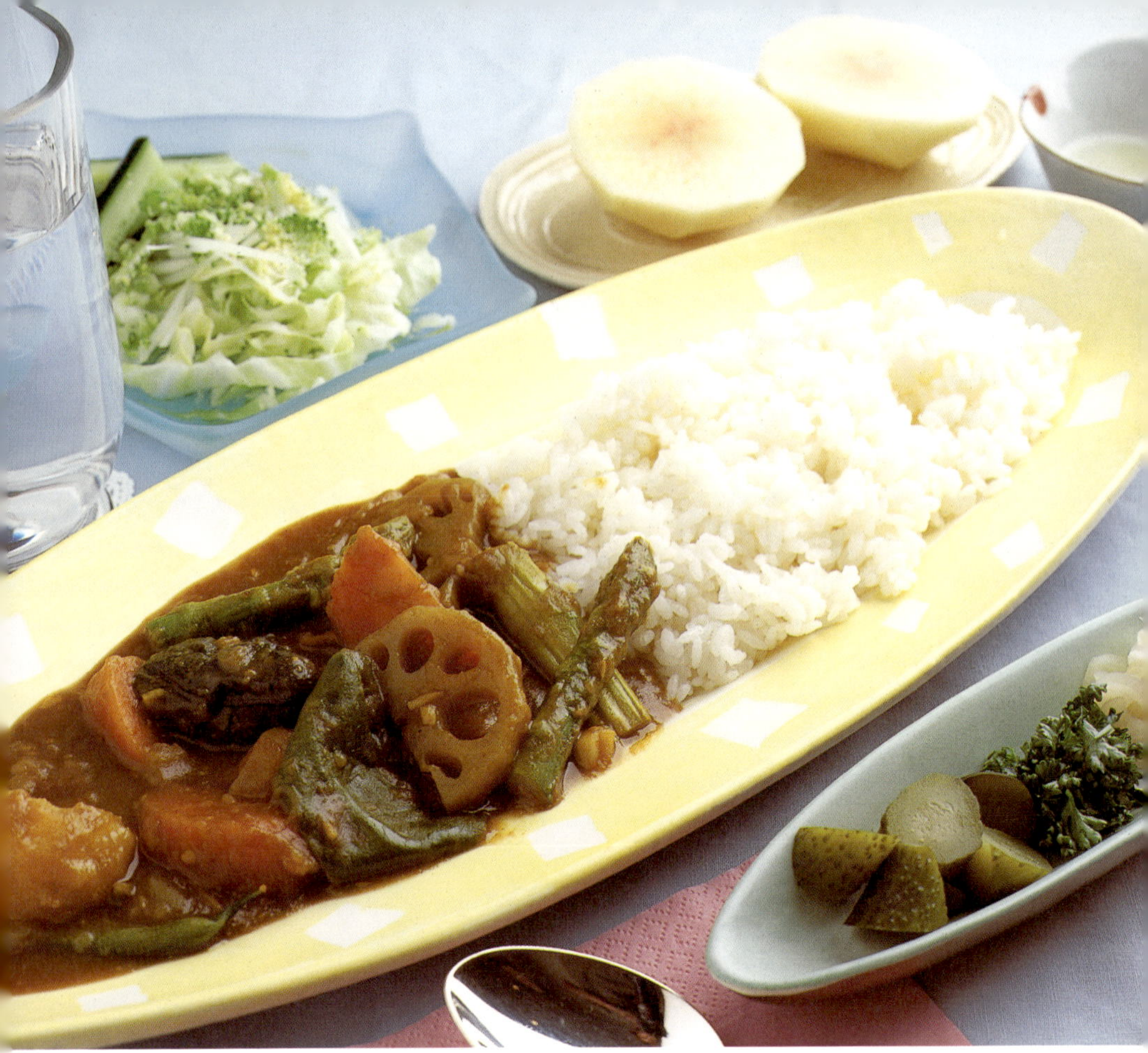

①夏野菜カレー
②キャベツ、きゅうりの甘酢がけ
③桃
④レモン汁
⑤生水（自然水）

①夏野菜カレー

［材料］（2人分）

A
じゃがいも……………1個
にんじん……………½本
なす……………………1本
れんこん……………
　1㎝ぐらいの輪切り2～4個
いんげん……………2本
ピーマン……………½個
アスパラガス………1本
セロリ………………適宜
りんご………………½個
トマト………………½個

にんにく……………1片
玉ねぎ………………小1個
パイナップル（缶詰）……1切れ
帆立貝柱……………2個
小麦粉………………大さじ2
カレー粉……………大さじ1

塩……………………小さじ½
こしょう……………少々
水……………………カップ3
コンソメスープの素……1個

（カレー粉の中身〈スパイス〉）
（好みで数種、さらに加えてもよいでしょう）
B
ターメリック、ガラムマサラ、クミン、コリアンダー、ナツメグ、オールスパイス、ローリエ……………など少々
（クミンとコリアンダーは香りが強いのでごく少量）

C
トマトケチャップ……大さじ2
ソース………………大さじ2
ワイン………………大さじ1½

ご飯…………………2人分
薬味（らっきょうの甘酢漬け、ピクルス、
　パセリ）……………適宜

［作り方］

①にんにくと玉ねぎのみじん切りを、厚手のフライパンでそのまま充分炒め、色づいて香りが出たら、小麦粉も加えてさらによく炒めます。

②①にカレー粉（お好みで、Bのスパイスの中から数種類を加えてもよいでしょう）を加えて香ばしく炒めます。さらにCを加え、塩、こしょう少々を入れて、味を整えながら煮ます。

③A（具）の材料はひと口大に切り、さっと炒めて、鍋に水とコンソメスープの素を入れます。ここに②を加えてかきまわし、沸騰《ふっとう》したら弱火にします。

④20分ほどしたらひと口大に切ったパイナップルと帆立貝柱を加え、さらに20分ほど煮込みます。

⑤皿に盛ったご飯にかけます。薬味を刻んで別皿にのせて添えます。

②キャベツ、きゅうりの甘酢がけ

［材料］（2人分）

新キャベツ……………………1/4個
きゅうり…………………………1本
甘酢……………………………適宜
（作り方は四五ページ参照）

［作り方］

①新キャベツはせん切りにします。

②きゅうりはたんざくに切ります。

③甘酢をかけます。

③桃（1/2個）

④レモン汁

レモン1/2個を絞って、飲みます。

【夏の夕食におすすめの献立…2】

夏の風物・あゆをいただきます

夏の食材として、一度はとりたいものがあゆです。季節を代表する魚の一つといえます。川魚は海の魚よりも脂肪が少ないので、おすすめできます。川魚の中でもあゆは、香りが高く美味ですね。あゆには、ピリッと苦みのあるたで酢がつきものですが、ないときは、かぼすやレモンをかけてもおいしいですね。

オクラともずくの酢のものもおすすめです。オクラはたんぱく質をよく消化します。もずくはヨードがいっぱいで、酢のものにすると、消化吸収がよいでしょう。

また、ゴーヤはビタミンKが多く、肝臓の機能を強める働きがあります。またビタミンC、Aやカリウムも多く含みます。ゴーヤは生でとるのが最高ですが、ここでは、ゴーヤを切って、梅干しをたたいて、梅肉あえにしてみました。できあいの梅肉ではなく、いわゆる「自然食の梅干し」で作った方がおいしいですね。梅干しには殺菌作用や胃液を分泌させる作用もあります。

あゆは山村で暮らしている人々にとっては、昔からもっとも美味な、かけがえのないたんぱく源でした。最近では養殖でも自然に近い形で飼われているものも出始め、香りもあり、季節を感じさせる川魚です。

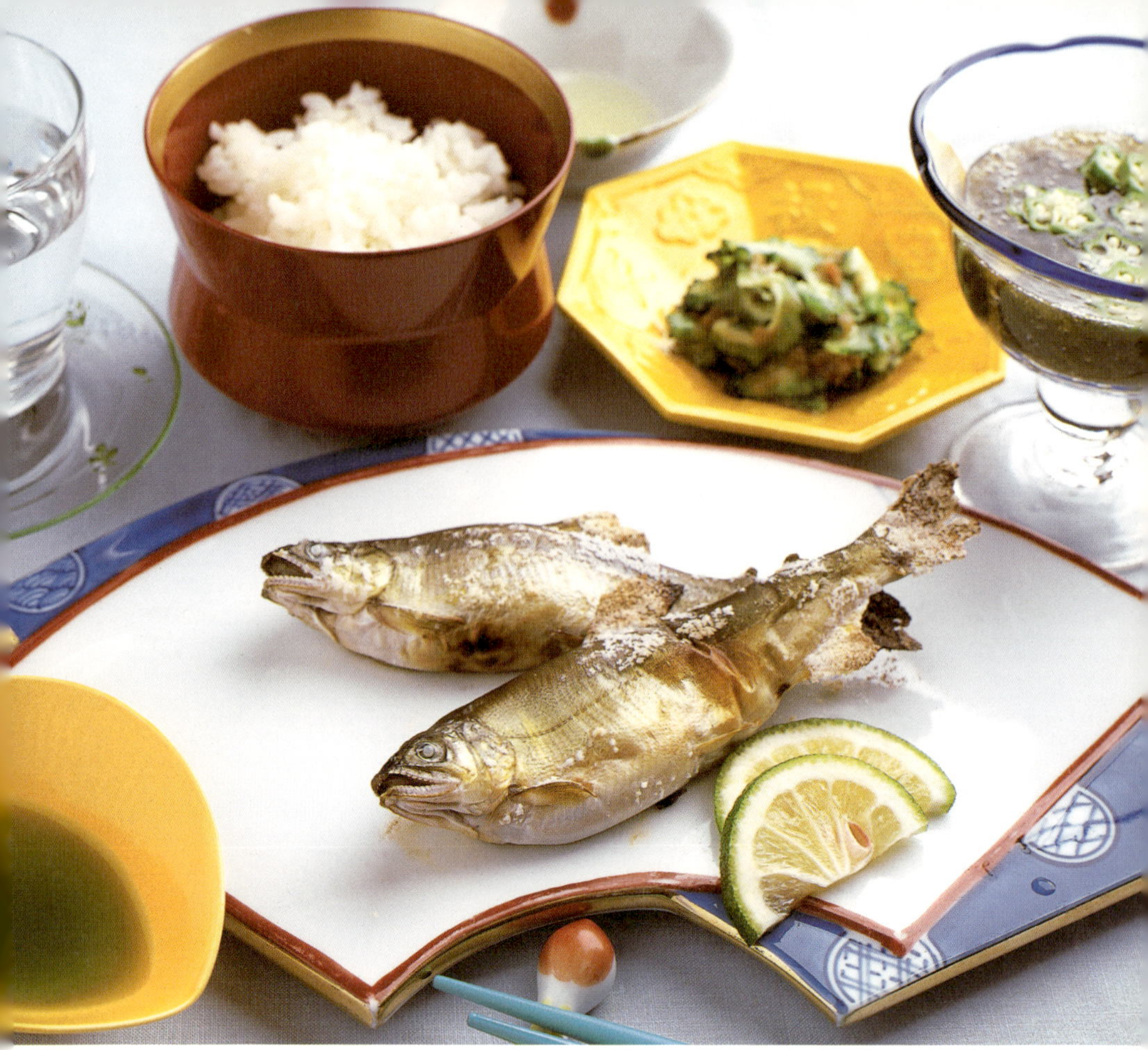

①あゆの塩焼き
②ゴーヤの梅あえ
③もずくとオクラの酢のもの
④ご飯
⑤レモン汁
⑥生水（自然水）

①あゆの塩焼き

［材料］（1人分）

あゆ……………………小あゆ2尾
たで酢…………………少々

［作り方］

①あゆの尾ビレ、背ビレ、胸ビレに、塩をたっぷりとつけ、あとは胴体の表と裏に軽く塩を振ります。

②強火の遠火で焼くと、理想的な焼き加減になります。

③たで酢でいただきます（たで酢は、市販されているものでもけっこうです）。また、かぼすやレモンをかけてもよいでしょう。

②ゴーヤの梅あえ

［材料］（1人分）

ゴーヤ…………………5cm
梅肉……………………少々
酢………………………少々

［作り方］

①ゴーヤはタテ半分に切って種を取り、好みの厚さに切り、さっと塩水で洗います。

②梅は、種を取って、包丁でたたきます。

③ゴーヤと梅をあえて、酢を少々たらします。

③もずくとオクラの酢のもの

［材料］（2人分）

もずく…………………30g
オクラ…………………1本
三杯酢…………………適宜
（作り方は四五ページ参照）

［作り方］

①もずくは、塩漬けにしたものはよく洗って、湯通しします。

②オクラは細かい毛がついているので塩でこすって洗い、輪切りにします。

③①と②を混ぜて、三杯酢であえます。

⑤レモン汁

レモン1/2個を絞って、そのまま飲みます。

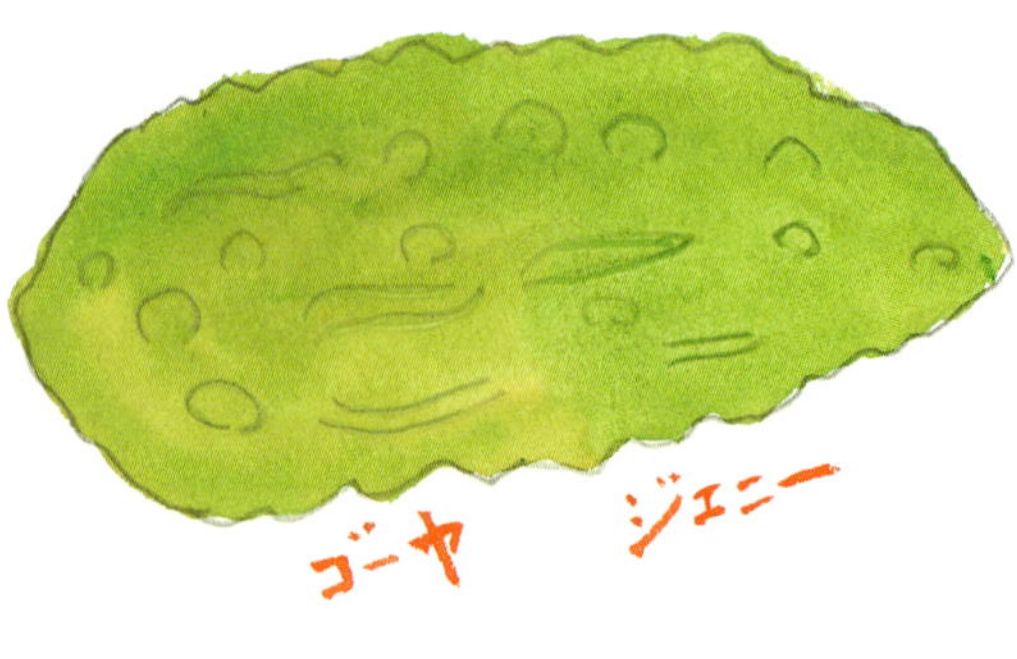

夏の酢のもの

……夏の献立に加えたい酢のものレシピ

（三杯酢、二杯酢、甘酢の作り方は、四五ページ参照）

●朝食●

例①――サラダ菜、レタス、クレソン、ピーマン、わかめ（甘酢がおすすめ）
例②――キャベツ、かぼちゃ（生）、みつ葉、にんじん、のり
例③――りんご、セロリ、きゅうり、レタス、みつ葉、かに（缶詰）、のり
例④――アスパラガス（生）、にんじん、ピーマン
例⑤――なす（生）、れんこん（生）、サラダ菜、クレソン、キャベツ、いちじく、のり

●夕食●

例①――アワビ、みつ葉、うど（三杯酢がおすすめ）
例②――なす（生）、玉ねぎ、うど、青じそ、かつお節（二杯酢がおすすめ）
例③――キャベツ、オクラ、青じそ、クレソン、トマト、桃
例④――甘えび、じゅん菜、ネクタリン（三杯酢がおすすめ）
例⑤――トマト、玉ねぎ、オクラ、きゅうり、春菊、パセリ、パイナップル
例⑥――豆腐、オクラ、みょうがの二杯酢あえ、かつお節がけ

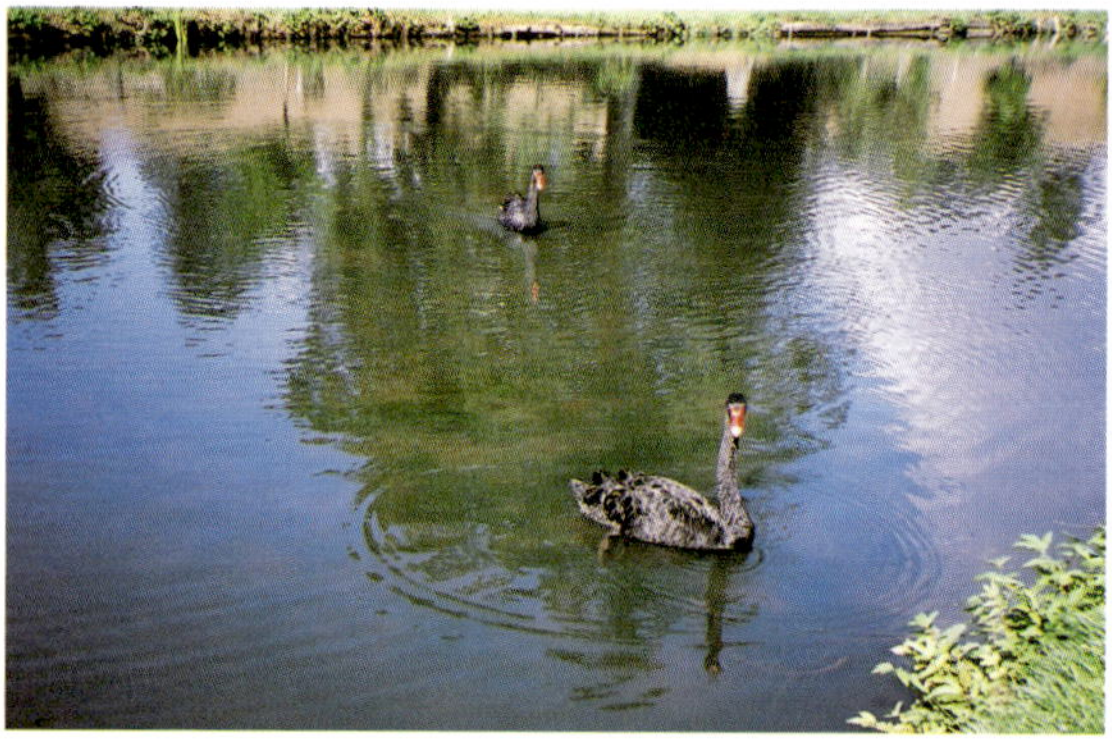

イギリス、ロンドン郊外のリーズ城にて

秋の章

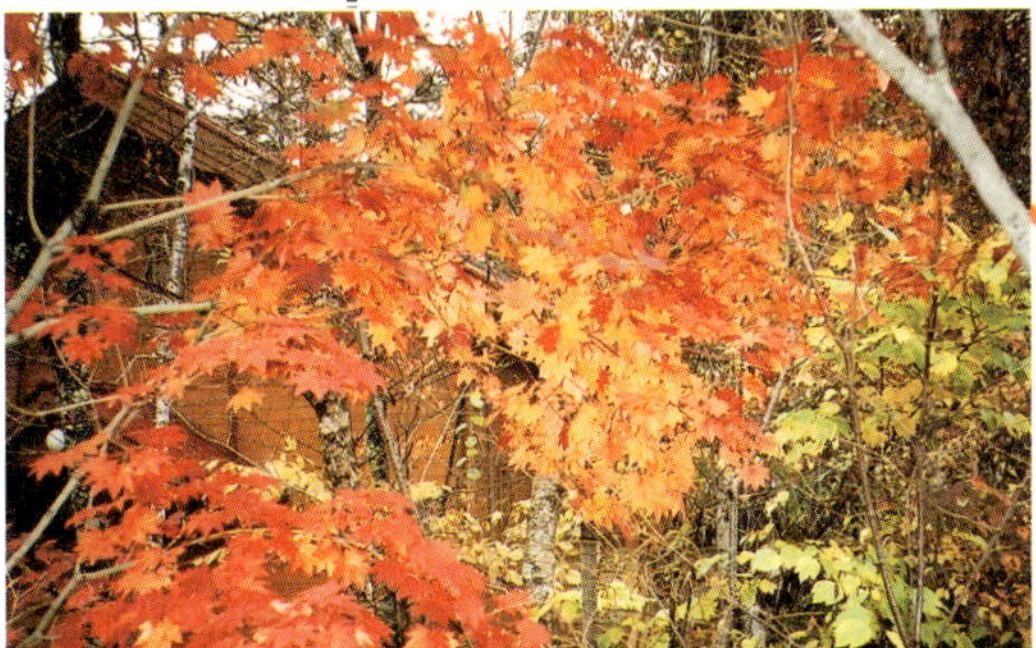

清里にて

◆ジヴェルニーでモネの色彩に出会う

二年前、ハリウッド美容専門学校の海外研修で、フランスのジヴェルニー村を訪れました。ジヴェルニーは、印象派を代表する画家、クロード・モネが晩年を過ごした村です。

そこには、モネの住まいと、代表作「睡蓮《すいれん》」に描かれた池、そして花の咲き乱れる広い庭園がありました。モネの家は、今はモネ博物館になっていて、モネが蒐集《しゅうしゅう》した浮世絵などが展示されているほか、モネの絵のモチーフとなった美しい庭園がそのまま残されていました。

私たちが訪れたときは、八月も終わりの晩夏。ちょうど午前十時ごろ、そこに着きました。とくに午前中は、太陽光線も気持ちよく、空気もさわやかで、草花もいきいきと感じました。

まさに花々の園でした。池には、ピンクや黄色のスイレンをはじめ、ダリア、バラ、西洋風《ふう》蝶草《ちょうそう》、コスモス、つるバラ、イヌサフラン、あじさい、ねむの花、ヒマワリ、むくげの花、水引きの花など、さまざまな花が咲き、よい香りがしていました。広い庭にはピンクのさまざまな花の咲く小径《こみち》があり、その隣はオレンジ色の花の小径、そのまた隣は赤い花の小径、というふうになっていました。

何と美しい――。

私は花を眺めながら感嘆のため息をつきました。

薄いピンク、濃いピンク、紫がかったピンク、オレンジがかったピンク。同じピンクでも、一つとして同じ色はなく、そのどれもが一つの色の名前でひとくくりにしてしまうのが惜しいくらい、唯一無二の美しさをもっていました。

通りを隔てて向こう側には、睡蓮の浮かぶ池がありました。日本びいきだったモネらしく、太鼓橋のかかる日本風の造りでしたが、日本庭園とはだいぶ趣が異なっていました。それは見たこともないような独特な雰囲気で、まさにモネの「睡蓮」の世界そのものでした。

静寂《せいじゃく》な池には、青々と葉を茂らせた大木の柳の葉が、水の面に垂れかかり、そこには透き通った空が映っていました。そしてそこに浮かんでいるピンクや黄色の睡蓮が、艶《つや》やかな葉を広げ、楚々《そそ》とした花を咲かせていました。

美しい風景にひたっていると、庭全体が薄いベールに包まれたような、しっとりとしたピンク色をおびていることに気づきました。木の幹や枝は茶色ですし、葉は緑、水は深い深い青、空気は透明。色の名前でいうとそうなってしまうのですが、そのなかに、かすかにピンク色を感じさせる色彩が混じっているのです。それは紛れもなく、モネが「睡蓮」に描いた色あい、空気感、光でした。私はこの色彩に触れて、モネの絵画をより深く理解できたように感じました。

私はその庭にたたずんでみて、はじめて、モネが自分の目に映った風景をそのままキャンバスに描いたのだということがわかりました。

◆二十歳のとき、世界旅行で得たもの

私は二十歳になるとき、家族といっしょにハワイ、ロサンゼルス、ニューヨーク、パリ、ロンドン、スイス、イタリアを旅する機会に恵まれました。二十一日間で世界一周という駆け足の旅でしたが、驚きと発見の連続で、それはとても意義深い旅になりました。

二十歳になる直前の私にとって、はじめての海外旅行でした。見るもの、聞くもの、触れるもの、食べるもの、嗅ぐものすべてが、はじめてのことだらけ。テレビや映画、雑誌では見聞きしたことのある土地でしたが、想像以上にすばらしい体験をいくつもすることができました。

「一流のもの、本物に接することは、とても大切なこと」

両親は常々そう言って、幼いときから〝一流のもの〟〝本物〟に触れる機会を与えてくれました。とはいえ、海外に来てみて、はじめて日本以外の異文化にふれたのです。

それぞれの街は、色も香りも、空もまったく違っていました。そこに暮らす人々、そして生活の様子もまったく違っていました。

パリには、私の青春時代に女優として有名だった若き日のカトリーヌ・ドヌーブやカトリーヌ・スパークのような（当時の印象のまま表現するとこうなります）美しいパリジェンヌがいて、街を華やかに彩っていました。

彼女たちは、白くなめらかな肌に、しっかりめのアイメイクをし、まつ毛はマスカラをつけて、きれいにカールして、シフォンのようなやわらかい素材のワンピースをまとい、つばの広い帽子をかぶり、華奢《きゃしゃ》な靴を履《は》いて、カールした髪をなびかせながら、街を歩いていたのです。

私も思わずふり返ってみてしまうほど魅力的でした。しかもどの女性も、自分の個性を最大限に生かしながら、美しく装うことを楽しんでいるように見えました。

「本当にきれい……」

私は、〝本物のパリジェンヌ〟に、ただ見とれるばかりでした。

パリに滞在していたときは、宿の都合で、私だけ下宿で一泊したのですが、午後、庭で出会った青年が、うやうやしく帽子をとって、

「ボンジュール　マドモアゼル」

と、挨拶をされたのです。恥ずかしがり屋の私は、びっくり！　「さすがはパリ！」と、感激しました。その時、五月の花の時期で、ピンク色の大きなあじさい、濃いピンク色の大きなシャクヤクの花、真っ赤に熟れた大きなサクランボ、すべてが感動でした。

イタリアで印象的だったのはお手洗いです。山奥の小さなレストランでしたが、まずレスト

ランの壁がやわらかいピンク色で、お手洗いの壁はうすい水色に塗られていて、美しい濃いピンクのシャクヤクがたくさん活けられていました。

今でこそ日本のお手洗いも世界一といえるくらいキレイになっていますが、当時は、別名を〝はばかり〟といったくらいで、玄関や客間を家の〝陽の部分〟とするならば、お手洗いは〝陰の部分〟の最たる場所。暗くてさびしい雰囲気で、きれいに飾ろうという発想の起こりにくい場所でした。そういう場所を、これほどまでにきれいにして、花まで活けてあるのですから本当に驚きました。

同時に、お手洗いも明るくしてきれいに飾ると、すてきな部屋の一つなのだと思いました。生活を愉《たの》しみ、心豊かに暮らすこうした発想に感動しました。

このほかにもさまざまな思い出があります。そのどれもがその後の私に大きな影響を与えてくれたように感じています。出会った人々も、これまで会ったことのないタイプの人ばかり。感性の多様性、文化の違い、花の色一つとっても、今までに見たことのないような美しい色にたくさん出会うことができました。

旅を終えて感じたことは、外国のすばらしさを知ること、とくに私の場合は、文化のすばらしさ、色彩のすばらしさを、若いときに体感するという経験は、自分の心の中の宝物になるということでした。

しかし、じつは本当に実感したことは、異文化を知ることによって、自分の国の文化のすばらしさを確認し、そのことを自覚できたことです。つまり自分の国でしっかりと生きていくことの大切さでした。日本の地にしっかりと足をつけ、日本のよさを知り、しっかり生きていくという決心がついたのです。

このように、若いときの海外旅行は、自分の国に誇りをもち、大切に思い、自分の国にしっかりと根をおろす大切さを学ぶことができるのではないでしょうか。二十歳のときのこの思いは、三十八年経った今も、私の心の中にしっかりと信念として残っています。

そして、ハリウッド美容専門学校の学生たちに、「若いときに世界を見ておいた方がいい。絶対に得るものがあるはずだから」と言っています。

時間もお金もかかることですから、そう簡単にはいかないでしょうが、それでも若いときにしか感じ得ないことが必ずあるように思います。逆に年齢を重ねてこそ見えてくる風景もあるのですが、一度は若いうちに異文化に触れておくといいと思います。感じ取るものはそれぞれ違うと思いますが、これから一人の大人へと成長していく彼、彼女たちにとっては、きっと貴重な財産となるに違いないのです。

◆正倉院御物《しょうそういんぎょぶつ》「鳥毛立女屏風《とりげたちおんなびょうぶ》」を見て

正倉院展に、十年に一回、一般公開される「鳥毛立女屏風」がちょうど展示されているとテレビで知り、私は展覧会の最終日、主人と一緒に朝早く新幹線に乗って奈良へと向かいました。

場所は、奈良国立博物館です。

「鳥毛立女屏風」は、木の下にたたずむ天平美人《てんぴょうびじん》が描かれた六面からなる紙屏風《びょうぶ》で、「樹下美人《じゅか》」とも呼ばれています。教科書などにも載《の》っているので、ご存知の方も多いと思います。六面全部が展示された特別な展覧会でした。

大陸文化の影響を色濃く受けた天平時代のものらしく、そこに描かれた女性たちは、装いもお化粧もすべて唐と呼ばれていた中国から伝わったもので、おしゃれをしています。天平美人の特徴を、ひと言でいうなら、健康的でおおらかなことです。メイクも、頬を豊かに広く見せるメイクが施されています。ふっくらとした頬に膨張色のオレンジ色をぼかし、眉もダイナミックに描いて、顔をよりふくよかに見せる工夫がなされています。

この独特の眉は「蛾眉《がび》」といわれ、蛾の触角に形を似せたものです。当時は、蛾の触角の形は美しいものとされていましたから、こうした眉が流行していたようです。また、山鳥の羽を施したロングコートも流行していたので、この「鳥毛立女屏風」の衣服のところにも、山鳥の茶色の羽根が貼りつけてありました。羽根は現在はわずかに残るだけですが、往時のファッションを彷彿《ほうふつ》とさせる絵だと思います。

現実に、わずかですが、茶色の小さな鳥の羽根をこの目で見ました。千年以上も前の鳥の羽根を見たことは、もう飛び上がるほどの感激でした。

さて、この「鳥毛立女屏風」。実物をご覧になった方はご存知かと思いますが、まだご覧になっていないみなさんは、一体、どれくらいの大きさだと思われますか？　私は美容文化史の研究のために、しばしば画集では見ていたのですが、「屏風」というぐらいですから、けっこう大きな絵だろうと思っていました。しかし実際は、手のひら程度の大きさなのです。流れるような曲線と緻密《ちみつ》な筆致で描かれているせいか、とても大きく感じられるから不思議です。

それに実物には、画集の写真ではわからなかった〝気品〟が感じられました。作品全体から品格、優雅さ、気高さを漂わせていました。

本物のもつオーラは、実際に自分の目で見ることが大切で、印刷や映像ではわからない本物のオーラを感じます。

◆食事を変えると、感性や性格まで変わる

街を歩いていると、和服姿のすてきな女性を見かけることがあります。背筋をスッと伸ばし、身のこなしもすっきりしている女性を見ると、

「やっぱり日本人は和服姿が一番！」

と思わずにはいられません。しかしながら、十代から二十代の頃の私は、日本文化の良さをあまり感じることができませんでした。むしろ、苦手だったといったほうがよいかもしれません。畳の生活など考えられませんでしたし、茶道や華道、日本舞踊にしても、窮屈さを感じて、どこがいいのか、さっぱりわからなかったのです。

ところがある時を境に、日本文化のよさがわかるようになりました。そのきっかけとなったのは、意外なことなのですが、食生活の改善にありました。

私は子どもの頃から肉食中心で、西洋料理ばかりいただいていましたが、その頃は、西洋の文化が好きでした。舞台を観るなら歌舞伎よりレヴュー、絵を観るなら水墨画より油絵という具合です。〝静〟よりも〝動〟、〝淡〟よりも〝濃〟というのでしょうか、どちらかというと欧米風の文化が好きでした。

今は自然食をしていますが、西洋文化に興味がなくなったということはありません。ありがたいことに、洋の東西を問わず、あらゆる文化を理解できるようになりました。肉食をやめてから、自然のもの、生水や野菜や果物をとるようになり、感性の幅が広がったように感じます。

食事の変化は、感性だけでなく、性格にまで変化をもたらしました。元プロレスラーのアントニオ猪木さんと食事をご一緒したことがありますが、そのときのお話の中で、現役のとき、試合の前になるとステーキなどを食べて、闘志を奮い立たせていたのだそうです。肉食をすると気持ちが攻撃的になるうえに、瞬発力が高まって、いい試合ができるからとおっしゃっていました。

私も肉食中心だった子どもの頃は、一見おとなしかったのですが、内面はいつもイライラしていたので、アントニオ猪木さんのおっしゃったことは、よくわかります。

そんな私も、肉食をやめて自然食に切り替えてからは、性格がおだやかなものへと変わりました。人の心を理解する〝ゆとり〟のようなものが生まれてきたように感じています。

最近、子どもがキレる、協調性が乏しくなっているというのも、食事との関係が指摘されはじめています。動物の世界を見ても、ゾウやキリンなどの草食動物は性格がおだやかで集団行動が多く、虎やライオンなどの肉食動物は荒っぽい性格で単独行動が多いように、やはり食事と性格には、深い関わりがあるのです。

◆お肉を食べても元気は出ない

先に、元プロレスラーのアントニオ猪木さんが、試合の前に肉料理を召し上がっていたというお話をしましたが、それは短時間のうちに攻撃性や瞬発力を高めるためで、ふだんの健康維持のためには、それとは異なる食生活をしているというお話でした。

にもかかわらず、

「焼き肉を食べてスタミナをつけよう!」

というような考え方が、いまだに残っているのには驚いてしまいます。動物性のたんぱく質や脂肪は、消化・吸収に多くの時間とエネルギーが必要ですから、一時、興奮して元気が出たように感じても、それは本当の栄養とはなりえず、かえって体に負担をかけてしまうのです。体調がじゅうぶんでないときなら、なおさらのこと、体調を崩《くず》しかねないので、控えたほうが賢明です。

長時間のスタミナがものをいうマラソン選手のインタビューを聞いていても、「今朝、何を食べましたか?」という問いに、「トンカツです」「ステーキです」と答えるのを聞いたことがありません。よく耳にするのは「おもち」や「おにぎり」といった、体力がつき消化がよくて、腹もちのいいものばかりです。大リーガーのイチロー選手も、おむすびを食べてから試合にのぞむというお話を聞いたことがあります。柔道金メダリストの〝やわらちゃん〟こと谷亮子選手も、おもちとアーモンドを食べてから試合にのぞまれるというお話を聞いたことがあります。

肉食で気になるのは、消化・吸収のことだけではありません。もっと深刻な問題点として知っておかなければいけないのは、肉食が血液を濁らせるということです。肉に含まれる悪いコレステロールは、たくさん食べるとがんや生活習慣病の原因になりますし、老化を早め、疲れやすくするなど、体にあらゆる悪影響をおよぼします。さらには、頭の働きを鈍くし、イライラを引き起こすなど、脳や心の状態にまで影響をおよぼすのです。

国をあげて食習慣の見直しを推し進めているアメリカでは、肉の摂取を控えるよう国民に呼びかけ、健康増進に成果をあげているといいます。私は「自然食」との出会いがあったため肉食を控えていますが、以前は肉食中心の生活をしていたので、その害は身をもって知っています。

日本人は、もともと肉食の習慣がありませんでしたから、よりその影響を受けやすいのです。私もまさにそのとおりで、肉食をしていた頃は、胃腸が悪く、心の状態も不安定でした。肌は色黒でした。子ども時代で、自分自身にそれなりにエネルギーがあったから、その程度で、すんでいたのだと思います。ずっと肉食中心の生活を続けていたら、なにか恐ろしい病気になっていたかもしれません。

「お肉をまったく食べなくてもだいじょうぶなのかしら……」

そう思われる方もいらっしゃるかと思います。私の場合は、肉食をやめてから健康になりました。私は妊娠中もまったくお肉をいただきませんでしたが、子どもは二人とも、元気そのものです。その他、いろいろ考えてみても、肉食をやめて後悔したことなど一度もありません。

むしろ、ほんとうにホッとしています。自然食をとることによって、体の健康はもちろん、健やかな魂をもつことができるのですから。

たんぱく質をとるとしたら、いかやえび、かになどの甲殻類、大豆・ゆば・豆腐などの豆類、貝類、淡水魚などを中心にして、あとは卵白やナチュラルチーズなどがおすすめです。脂肪は、ナッツ類（アーモンド、ピーナッツ、ごま、くるみなど）やオリーブオイル、アーモンドオイル、大豆油などがおすすめです。

しかしながら、会食のときなどは、「肉料理は遠慮します」「バターを使ってあるからいりません」「生クリームもダメ」と、あれもこれも食べない、というのでは、同席した人にも悪いですし、まわりの人との調和も必要です。絶対に〇〇しか食べないというのもさびしいものです。そういうときには、〝娯楽食〟と割り切って、おいしく、楽しく食事をしてはいかがでしょうか。そして食後、ちょっとした工夫で、悪い脂肪分を分解してしまいましょう。次の方法でかなり害を防ぐことができるので、ぜひ、参考になさってください。

◆動物性脂肪の害を防ぐ方法

◎青い生野菜を食べる

クレソン、パセリ、小松菜、ほうれんそう、サラダ菜、青じそ、さやいんげん、春菊、ブロッコリーなどの青い野菜を、生のままふんだんにとるようにします。青い野菜に含まれるビタミンKや葉緑素が、動物性脂肪や動物性たんぱく質を分解し、血液が酸性に傾くのを防いでくれます。キウイ、パパイヤ、マンゴーには、肉のたんぱく質を分解する酵素が含まれているので、これも生でとるようにします。

青い生野菜を食べるときのコツとして、りんごをスライスして入れたり、白菜やキャベツなどの白い野菜と合わせると、食べやすくなります。市販されているすし酢をドレッシング代わりにとってもよいでしょう。食前にとると、食べすぎを防ぎ、ダイエット効果も抜群です。

◎じゃがいもを食べる

じゃがいもは、肉の消化を助ける働きがあるうえ、肉の酸性を中和する働きもあります。熱を通しても効力があります。

◎ワインを飲む

赤ワイン、白ワインともに、肉の脂《あぶら》を中和する働きがあります。

◎コーヒーをブラックで飲む

動物性脂肪を中和する働きがあります。このためには、コーヒーにミルクや砂糖を入れないようにしましょう。

◎抹茶や（青い葉に含まれる）葉緑素の粉末や錠剤を飲む

抹茶小さじすりきり一杯を、水に溶いて飲みます。葉緑素やビタミンKによって、ある程度、脂《あぶら》を分解します。

◎植物油を使って調理する

植物油を調理に使うと、「浸透圧」の働きで、肉の脂が植物油に転換しますから、肉から動物性の脂肪をある程度とり除けます。牛乳につけるのも、同じ効果があります。

◆りんごの想い出

私は幼い頃からりんごが大好きでした。父の生まれ郷里が長野県でしたから、毎年、秋も終わりに近づく頃になると、田舎から木箱に入ったりんごが送られてきました。りんごが届くと、家中に甘酸っぱい香りが広がって、とても幸せな気分になったものでした。

中学校の頃、学校から帰宅すると、いつも長野でとれたてのりんごを丸かじりするのが大好きでした。当時のりんごは、今のものよりもずっとかたくて、酸っぱかったのを覚えています。

そしてもう一つ、私にとって大切な想い出があります。それは十数年前、私が四十代の頃の想い出です。

主人と私は、入院中の叔父を見舞うために病院に行きました。私たちが行ったとき、叔父は静かにやすんでいらっしゃいました。

面会時間が終わってしまい、私たちは病院を後にして歩いていました。帰る道すがら、ふと見ると、自然食品の店がありました。そして店先に並んだりんごが目に飛び込んできました。私はそのおいしそうなりんごを買ってみました。

それは〝有機農法〟のりんごでした。家に着いて食べてみると、体のだるさがスーッと消えて、気分が軽くなっていくのがわかりました。そのとき私は、いつも体のだるかった私に、叔父がそのりんごをプレゼントしてくれたのではないかと思いました。

それまで、いつも体がだるくて困っていたのですが、農薬のかかっていないりんごを食べたら、そのだるさがすっかりとれてしまったのには驚きました。

またそれは有機農法であるために、りんごのもっている本来のビタミンの効果が、私の体に効いたのでしょう。それはやさしい叔父から私への温かい贈りものだったように感じています。以来、二十年以上、毎日少しずつ、本もののりんごを食べ続けています。

◆命をつなぐ一粒の実

私は疎開先の長野県の上諏訪で生まれ、四歳頃までそこで暮らしていました。当時住んでいた家には〝いちい〟の木があり、秋になると、小さな赤い、そしてとてもかわいい実がなりました。兄と数人の幼な友だちといっしょにその実をつまみ、甘い汁を吸っては、タネをペッペと吐きだして遊んだのを覚えています。

いちいの木は、町中の家の垣根に多く使われていました。みんなと遊びながら、そのいちいの実をつまんで食べたのをなつかしく思い出します。

二年前、清里の山荘で私は、山ぼうしの木を植えたいと思い、造園家の方にお話を伺ってみました。山ぼうしは、初夏になると、花水木《はなみずき》に似た白く美しい花を咲かせます。満開の時は白い花がいっぱいで、それは見事です。

造園家の方のお話では、秋には実がなるということですが、その実は人間も食べられるとのことでした。そして秋の終わり、食べものの少なくなった鳥たちの貴重な食糧になるとのことでした。

「どんな実がなるのか、とても楽しみ！」

そう思い、私は早速、山ぼうしを植えてもらうことにしました。

いよいよ待ちに待った秋になりました。ところがわが家の山ぼうしは、まだ実がついていません。しかし、お向かいの家の大きな山ぼうしの木の一部が、九月の台風で枝が折れたのですが、幹が半分生きていたせいか、その折れた枝に実をつけているのを、散歩中に発見しました。

長い茎の上に、小さなイチゴくらいの実が、上向きに実っていました。きれいな赤い色をした実です。私はどうしても食べてみたくなり、一粒食べてみました。ほのかに甘く、果肉のやわらかいおいしい実でした。

私はもう一粒だけ、食べてしまいました。そして、

「今年はこれで食べるのはおしまい」

と、自分に言い聞かせました。鳥たちの大切な食べ物、晩秋になって、なにもない時季、命をつなぐ、大切な大切な一粒かもしれない……。

「鳥たちの食べものをとってはいけない！」

と思ったのでした……。以前、テレビで、自然界に生きる動物たちの様子を取り上げた番組を観たことがあります。動物たちが、節度をもって生きている姿に、強く胸を打たれました。そして、それぞれが自然の法則に従って役割を果たし、共存共栄していることがわかりました。

同じ地球に生きているのですから、私たち人間も同じ仲間です。自然界のなかで、人間も謙虚に他の動物と生かし合いながら生きていかなければならないと思います。

山ぼうしの実が、それを思い出させてくれました。木枯らしが吹くのも、もうすぐです。鳥たちは冬、無事に過ごせるように準備をしています。

【秋の朝食におすすめの献立…1】

ビタミン、ミネラル、たんぱく質を補うバランスメニュー

〝食欲の秋〟の言葉どおり、一年の中でも、もっとも食欲が旺盛になる季節です。夏にたまった疲れを癒し、冬に備えてエネルギーを蓄える時期ですから、でんぷん質やビタミン、ミネラルに加えて、豆腐や納豆などの大豆製品、えび、かに、いか、貝類などの良質なたんぱく質を多めにとるようにします。

食べすぎには注意が必要ですが、そうした場合は、食後にレモンやみかんなど酸の強い柑橘類の果汁をとっておくと、消化・吸収を助けることができます。ただし、動物性たんぱく質をとったときは、パセリ、サラダ菜などの青い生野菜をとるか、あるいは、抹茶小さじすりきり1杯を水で溶いて飲むかして、悪玉コレステロールをビタミンKの働きによって分解します。

秋は長雨の時期でもありますが、雨の日には、たんぱく質はとり過ぎないようにします。新陳代謝が妨げられて、体調を崩す原因になります。ここでは、秋に必要な栄養素がたっぷりとれる献立を紹介します。忙しい朝も、これならさっと食べられるはずです。ビタミンたっぷりのグリーンジュースと、塩分の排出を促すきゅうりを添えれば、美肌効果満点の朝食になります。

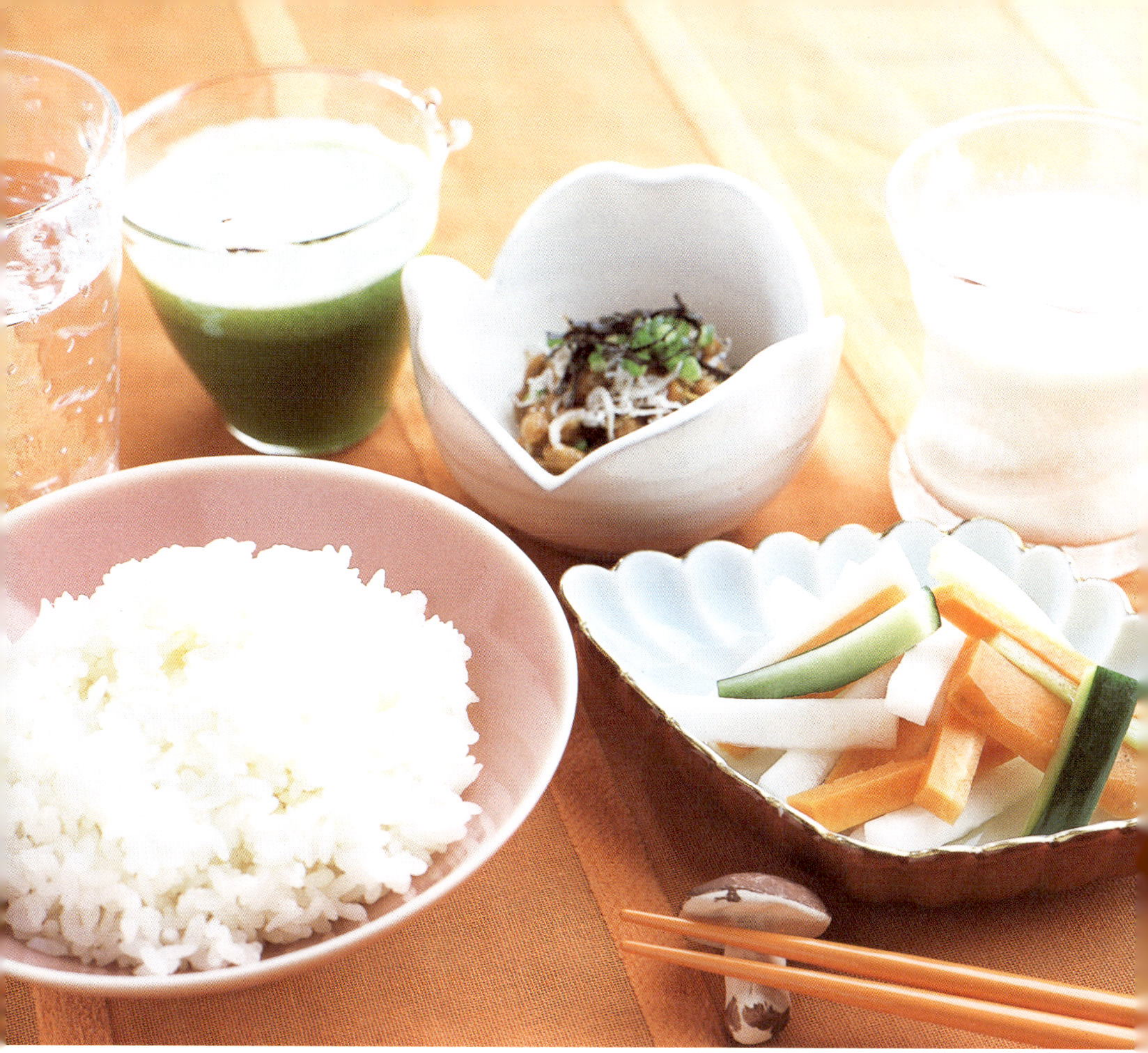

①五目納豆
②大根、きゅうり、
にんじんの甘酢
③ご飯
④りんごとパセリのジュース
⑤豆乳
⑥生水（自然水）

①五目納豆

［材料］（2人分）

納豆……………………1パック
梅干し…………………小2個
ねぎ……………………適宜
ちりめんじゃこ………大さじ1
大根おろし……………適宜
焼きのり………………適宜
しょうゆ………………少々

［作り方］

①梅干しは種を取って、刻んでおきます。
②ねぎは小口切りにします。
③納豆、ちりめんじゃこ、梅干し、大根おろしを混ぜます。
④その上に、焼きのり、ねぎを振りかけ、しょうゆを少量かけ、混ぜていただきます。

②大根、きゅうり、にんじんの甘酢

［材料］（2人分）

大根……………………5㎝
きゅうり………………1本
にんじん………………½本
甘酢……………………適宜
（作り方は四五ページ参照）

［作り方］

①大根、きゅうり、にんじんは4～5㎝のたんざくに切ります。
②①を甘酢につけておいて、軽く混ぜ合せます。
③冷蔵庫に入れておき、味をなじませます。

④りんごとパセリのジュース

［材料］（1人分）

りんごジュース…………カップ½
（りんご½個分）
パセリ……………………1本

サラダ菜……………………1枚
レモン……………………½個

［作り方］
①パセリとサラダ菜をみじん切りにし、りんごジュースと一緒にミキサーにかけます。
②レモン½個を絞って入れます。
③よくかき混ぜて飲みます。

⑤豆乳（カップ½）

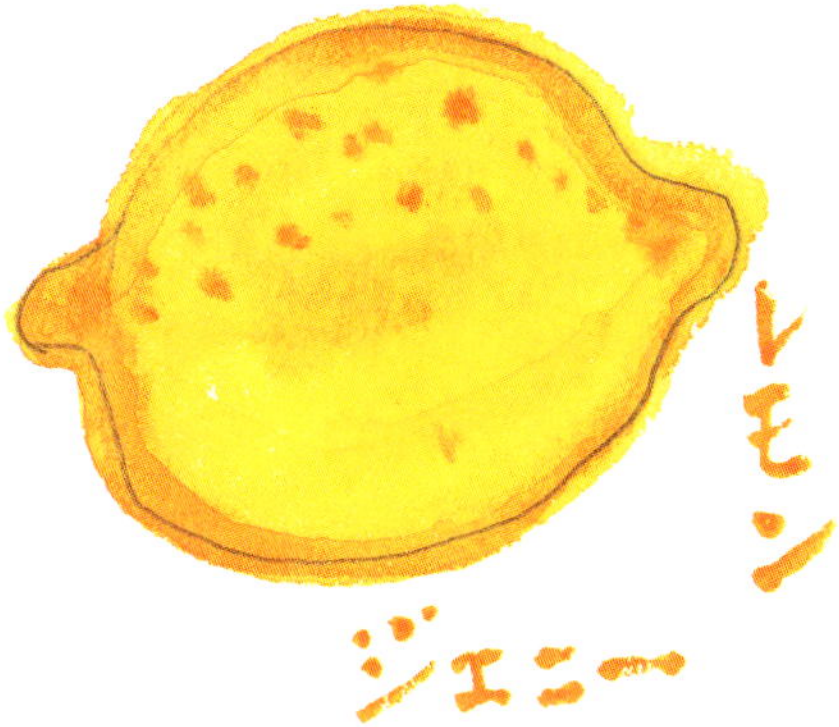

【秋の朝食におすすめの献立…2】

旬の食材を使って、腸の中をきれいにするメニューをご紹介します。便秘は肌荒れの原因になるだけでなく、老化を早めたり、動脈硬化症、心臓病、肝臓病などの原因にもなります。軽く考えずに、早めに対処することが大事です。

便秘を解消するには、食物繊維だけでなく、これを効率よく働かせるでんぷん質と、自然水分も合せてとることが大切です。同じ水分でも、加熱水分（沸かした水）をとると、尿量が多くなり、体の中の水分を出してしまいますので、かえって便秘を悪化させてしまいますし、その結果、体を冷やすことになるので注意しましょう。塩分もまた便秘を加速させてしまいますのでひかえるようにしてください。キウイフルーツはかぜにも効果があり、シミ、ソバカスを防ぎます。

また、腸内をきれいに掃除するだけでなく、腸内環境を整えることも大事です。ヨーグルトに含まれる乳酸菌をとれば、腸の中の善玉菌を増やし、悪玉菌を撃退することができます。便秘を一時的に解消するだけでなく、便秘体質を改善することもできます。

秋のくだものに、ぶどうがありますが、鉄分、カリウムが多く、皮膚呼吸を活発にして体を軽くしてくれます。また貧血にも効果があるでしょう。

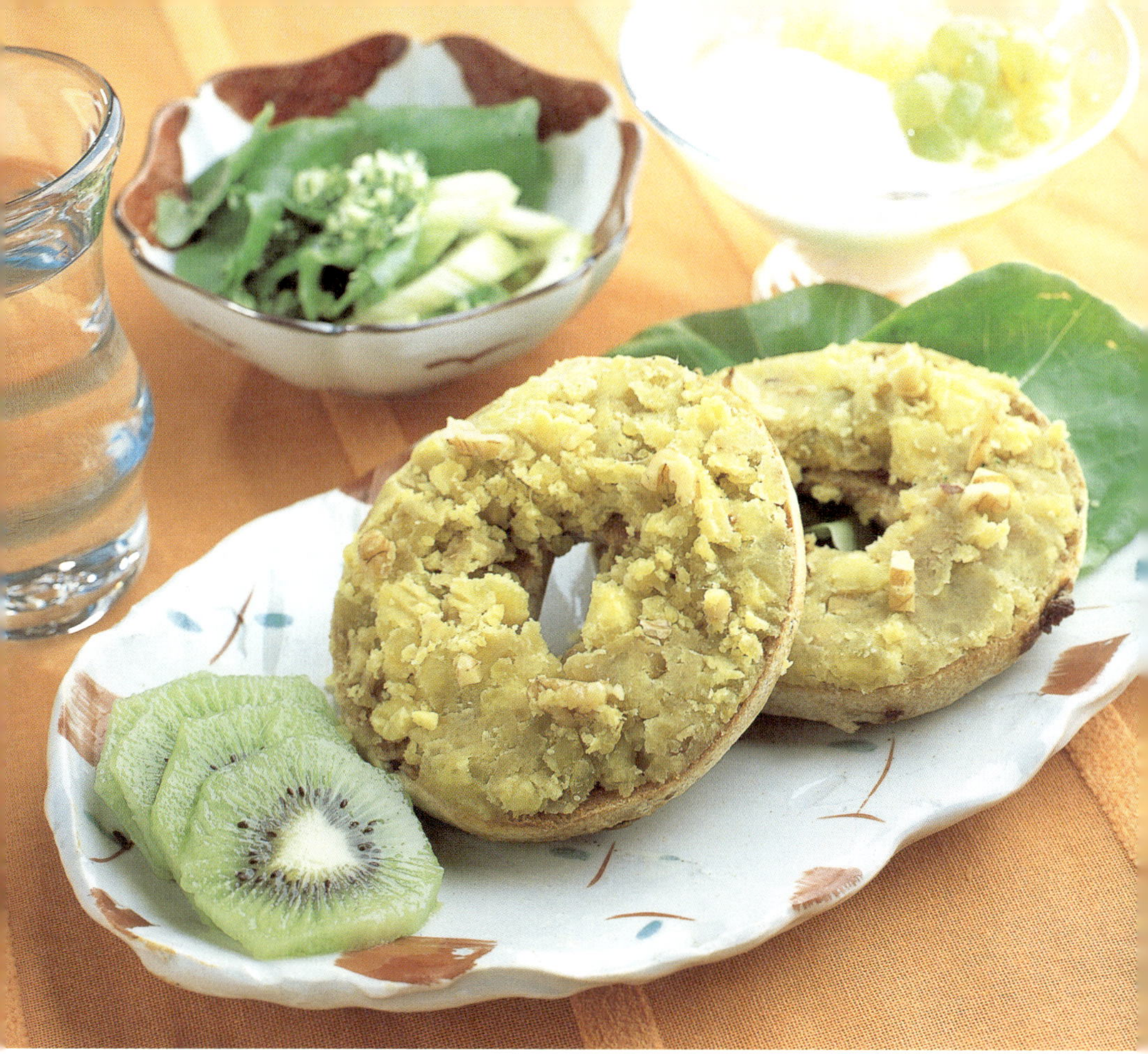

①さつまいものサンド
②グリーンサラダ
③フルーツ入りヨーグルト
④生水（自然水）

①さつまいものサンド

[材料]（1人分）

ベーグルパン……………1個
さつまいも…………1/4本
くるみ……………1個
ナチュラルチーズ……適宜
キウイフルーツ………1/2個
サラダ菜……………適宜
蜂蜜……………少々

[作り方]

①ベーグルパンはヨコに二つに切って、焼いて焦げ目をつけ、蜂蜜を塗ります。
②さつまいもは蒸して軽くつぶします。
③くるみはみじん切りにします。ナチュラルチーズは小さく切ります。
④②と③の材料をよく混ぜ合せ、パンにのせます。
⑤輪切りにしたキウイフルーツとサラダ菜を添えます。

②グリーンサラダ

[材料]（1人分）

セロリ……………1/4本
ブロッコリー………1/8個
カリフラワー………1/8個
サラダ菜……………1枚

A
酢……………大さじ1
蜂蜜……………少々
塩、こしょう…………少々
オリーブオイル………大さじ1
水……………大さじ1

[作り方]

①野菜は食べやすい大きさに切ります。ブロッコリーやカリフラワーも生のまま使うので、やや小さ目に切ります。
②Aの材料を混ぜ合せてドレッシングを作り、野菜にかけます。

③フルーツ入りヨーグルト

［材料］（1人分）
プレーンヨーグルト……………大さじ4
グレープフルーツ……………1/4個
ぶどう（デラウエア）………5～8粒

［作り方］
①グレープフルーツとぶどう（デラウエア）は皮を取り除きます。
②器にプレーンヨーグルトを入れ、①を加えます。

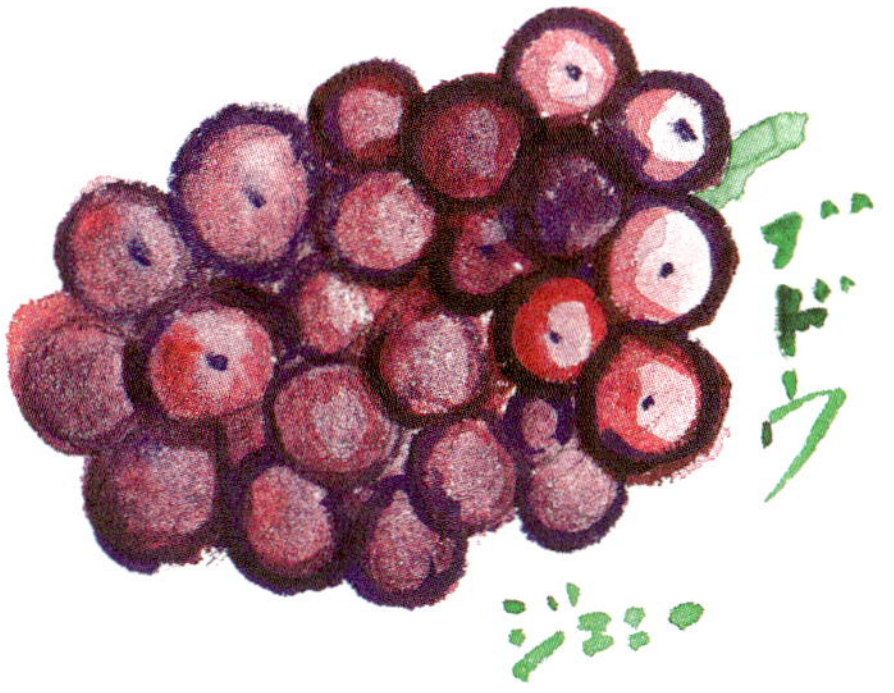

【秋の昼食におすすめの献立…1】

シワ、シミを治し、美肌をつくる食事

夏の間はどんなに気をつけていても、紫外線を浴びて、肌を傷《いた》めてしまいます。そのまま放っておくと、シミとシワを加速させてしまいます。化粧品で外側から手当てすることも大切ですが、内側からの手当て、すなわち適切な食事をとることが大切です。

秋に旬を迎える食材として、美肌づくりにとても効果的な食材があります。それは、じゃがいもとぶどうです。じゃがいもには、良質のでんぷん質とビタミンCが豊富に含まれており、美白効果があります。生のままとると、いっそう効果が上がります。ぶどうでは、カリウムを多く含んでいるデラウエアがおすすめです。毛穴を開かせるので、体内の余計な塩分やガスを外に排出し、肌の代謝を促すことができます。

秋のくだものの柿はビタミンCが豊富で、かぜの予防になります。冷え性の人は、レモンを2、3滴かけると効果的です。また干し柿にすると、体内でのグリコーゲンの合成を促しますから、余計に体をあたため、皮膚をしっとりさせることができます。

ここでは、新陳代謝をアップさせる食材を使って、より早く、そして美しく肌をよみがえらせるメニューをご紹介します。

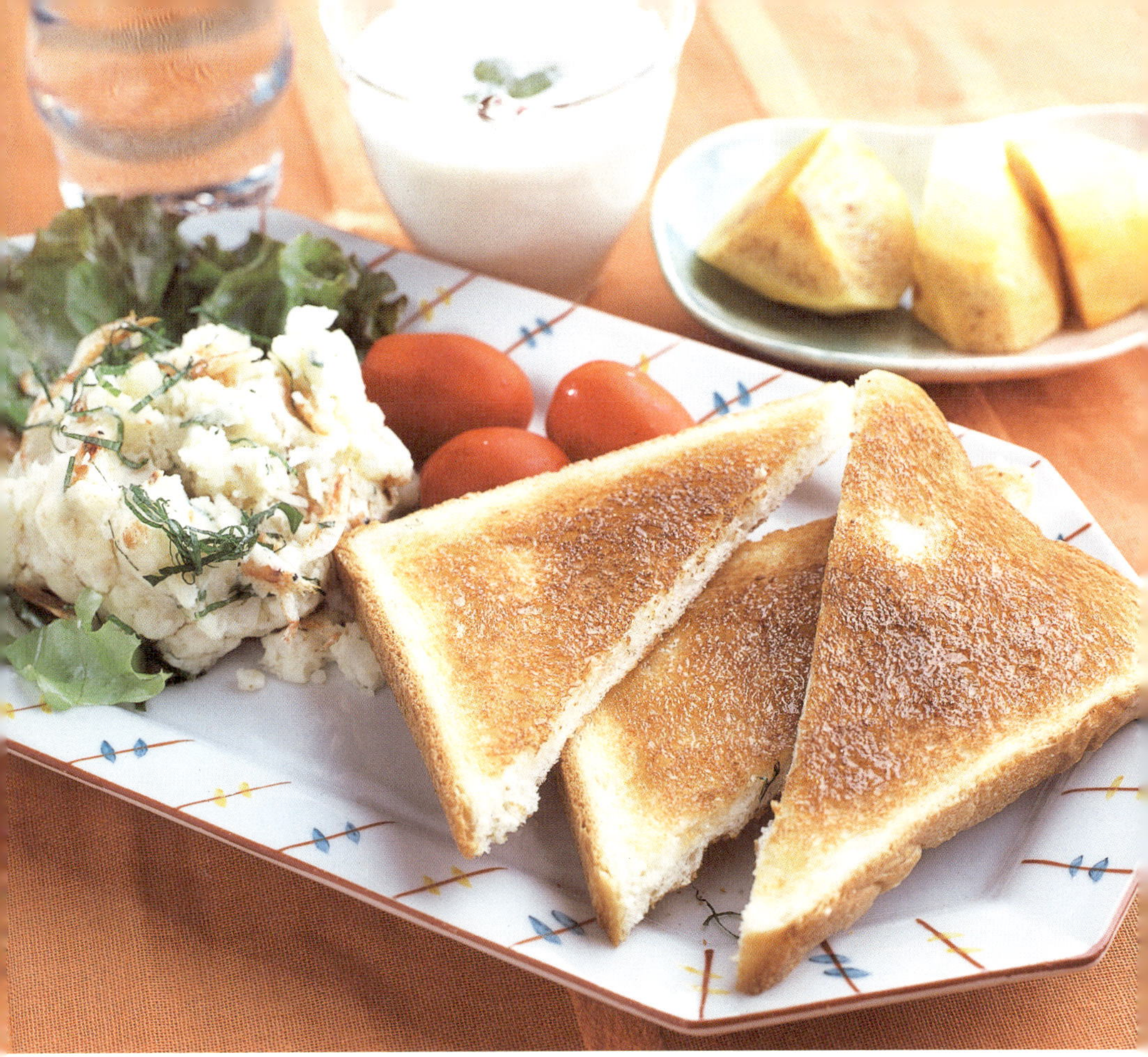

①トースト（蜂蜜塗り）
②ポテトサラダ
③デラウエアのヨーグルト
④柿
⑤生水（自然水）

①トースト（蜂蜜塗り）

［材料］（1人分）
食パン（薄切り）……1～2枚
蜂蜜……適宜

［作り方］
パンは、焦げ目をつけて焼きます。焼けたら、蜂蜜を塗ります。

②ポテトサラダ

［材料］（2人分）
じゃがいも……2個
玉ねぎ……1/8個
青じそ……2枚
桜えび……適宜
くるみ……2粒
酢……大さじ1/2
マヨネーズ……大さじ2
塩、こしょう……適宜

［作り方］
①じゃがいもは皮つきのままゆで、熱いうちに皮をむき、つぶします。酢・大さじ1/2を振りかけます。
②玉ねぎはみじん切りにし（水にさらさない）、青じそはせん切りにします。
③桜えびはそのまま、くるみは小さく切っておきます。
④①と②と③を混ぜ、マヨネーズ、塩、こしょうで味を整えます。
一緒にミニトマトやサラダ菜などを添えると色どりもきれいでしょう。

③デラウエアのヨーグルト

［材料］（1人分）
デラウエア……7、8粒
プレーンヨーグルト……カップ1

④柿（1/2個）

【秋の昼食におすすめの献立…2】

体をあたためて かぜを予防する献立

秋になると、夏の疲れが出てきます。空気が乾燥してきますから、かぜもひきやすくなります。そうした時期は、疲労を回復し、体の抵抗力をアップさせる食事がおすすめです。

そばは消化がよく、必須アミノ酸が含まれている長寿食です。腸内をきれいにしますので、便秘にも効果があります。また、動脈硬化を防ぐ働きがあるといわれます。大根は、ジアスターゼ（でんぷんを分解する酵素）やエステラーゼ（脂肪を分解する酵素）が多く、消化を助けて体をすっきりさせます。

梨《なし》には、髪をつややかにする働きがあるばかりでなく、血圧が高いときに、梨1個分にレモン汁大さじすりきり1杯を加えてジュースにして飲むと効果があります。

日本で活躍している外国の俳優さんのエッセイを読みましたが、その中に日本の梨のことが書いてありました。梨の種類はいろいろあるが、日本の梨が世界でいちばんおいしいと書いてありました。それを読んで、なるほどと思いました。二十世紀や長十郎など、梨の季節になると、私は好んで食べています。

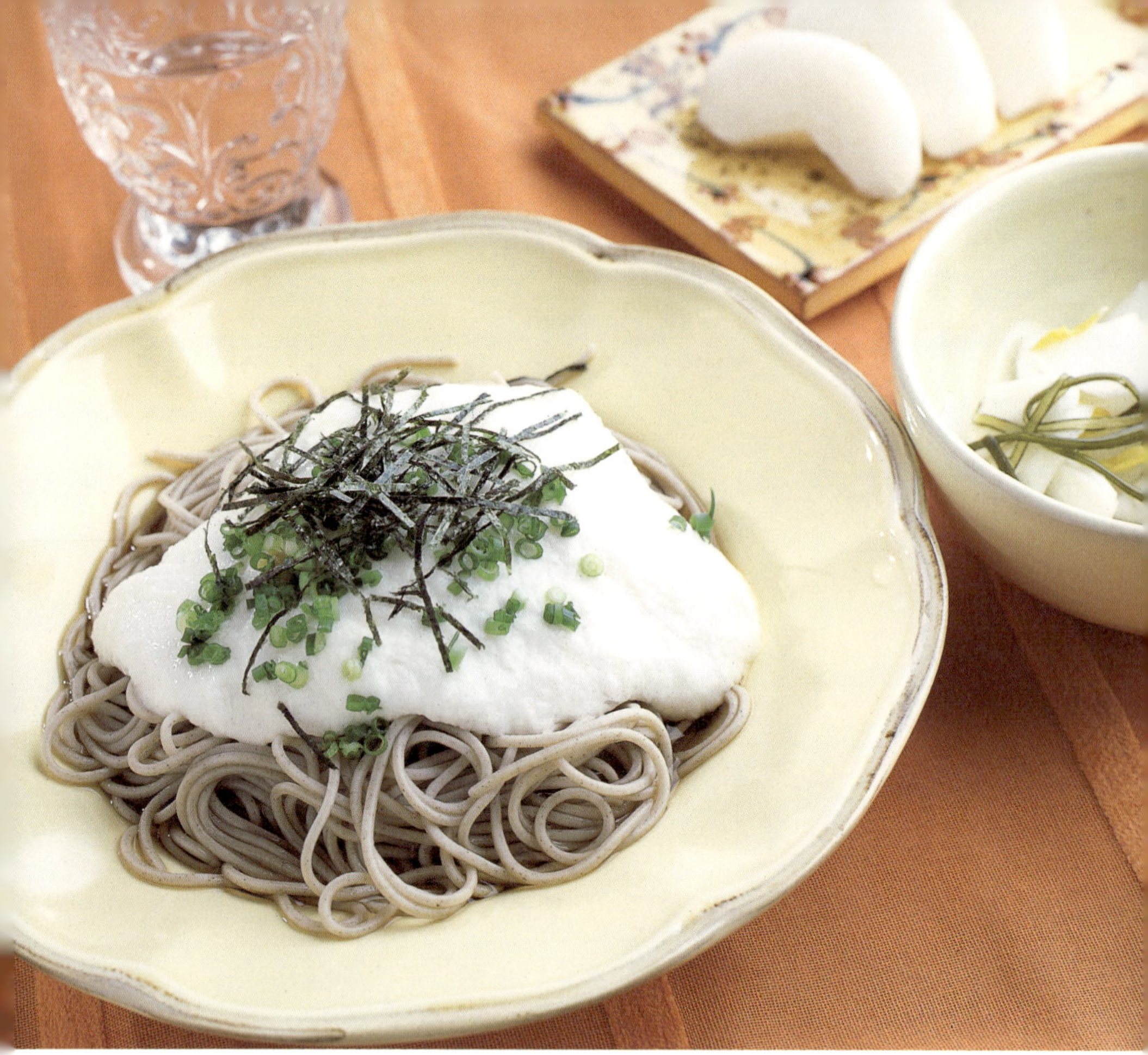

①とろろそば
②大根とこんぶの酢のもの
③梨
④生水（自然水）

①とろそば

【材料】（1人分）

そば（乾麺）……80g
長いも……3cm
A　だし汁……カップ$\frac{1}{2}$
　しょうゆ……大さじ$\frac{2}{3}$
　みりん……大さじ$\frac{2}{3}$
あさつき……少々
刻みのり……少々

【作り方】

①Aのタレは、鍋にしょうゆとみりんを入れ、ひと煮たてし、だし汁を入れさらに煮たて、冷まします。
②長いもは、皮をむいてすりおろし、Aを少し加えてのばします。
③そばは表示通りにゆで、冷水にとって冷やします。
④そばの水気をきり、残りのAを適宜かけ、長いもをかけて、あさつきとのりをのせます。

②大根とこんぶの酢のもの

【材料】（2人分）

大根……5cm
こんぶ……細切りで少々
食用菊……少量
塩……少々
砂糖……小さじ1
酢……大さじ1

【作り方】

①大根は皮をむき、イチョウ切りにします。
②細切りのこんぶを水につけてやわらかくし、水気をきっておきます。
③菊は花びらを、酢水でさっとゆでます。
④大根に塩を少量振って軽く混ぜます。
⑤全部の材料を混ぜ合せ、砂糖、酢を加え、さらに軽く混ぜます。

③梨（$\frac{1}{4}$個）

【秋の夕食におすすめの献立…1】

ハーブの香りと薬効を生かして

ハーブは、お茶にしたり、お料理に使ったり、お風呂に入れたりと、いろいろな楽しみ方があります。私は苗を買ってきて、家で何種類か育てていますが、美しい花を咲かせて、目をも楽しませてくれます。

その中から、フェンネルを使ったお料理をご紹介します。フェンネルの和名は「ういきょう」です。胃腸の働きをよくする薬草として、古くから用いられてきました。フェンネルは甘い香りが特徴的で、魚料理によく用いられます。

そのほか、オイルやビネガーの香りづけに用いられたり、細かく刻んでサラダの香りづけにしたりと、広範囲に用いられます。成分が強いので、なるべく少量を使うようにします。少量でも効果は充分です。

あずきは、腸をあたためて便通を促す働きがあります。実りの秋ですから、木の実類も積極的にとりましょう。くるみには、植物性のたんぱく、脂肪、ビタミンB_1、カルシウム、リンが含まれていて、スタミナ源としては理想的です。生で食べると、脳の働きがよくなります。少量でけっこうですから、間食や夕食にとり入れるようにしましょう。

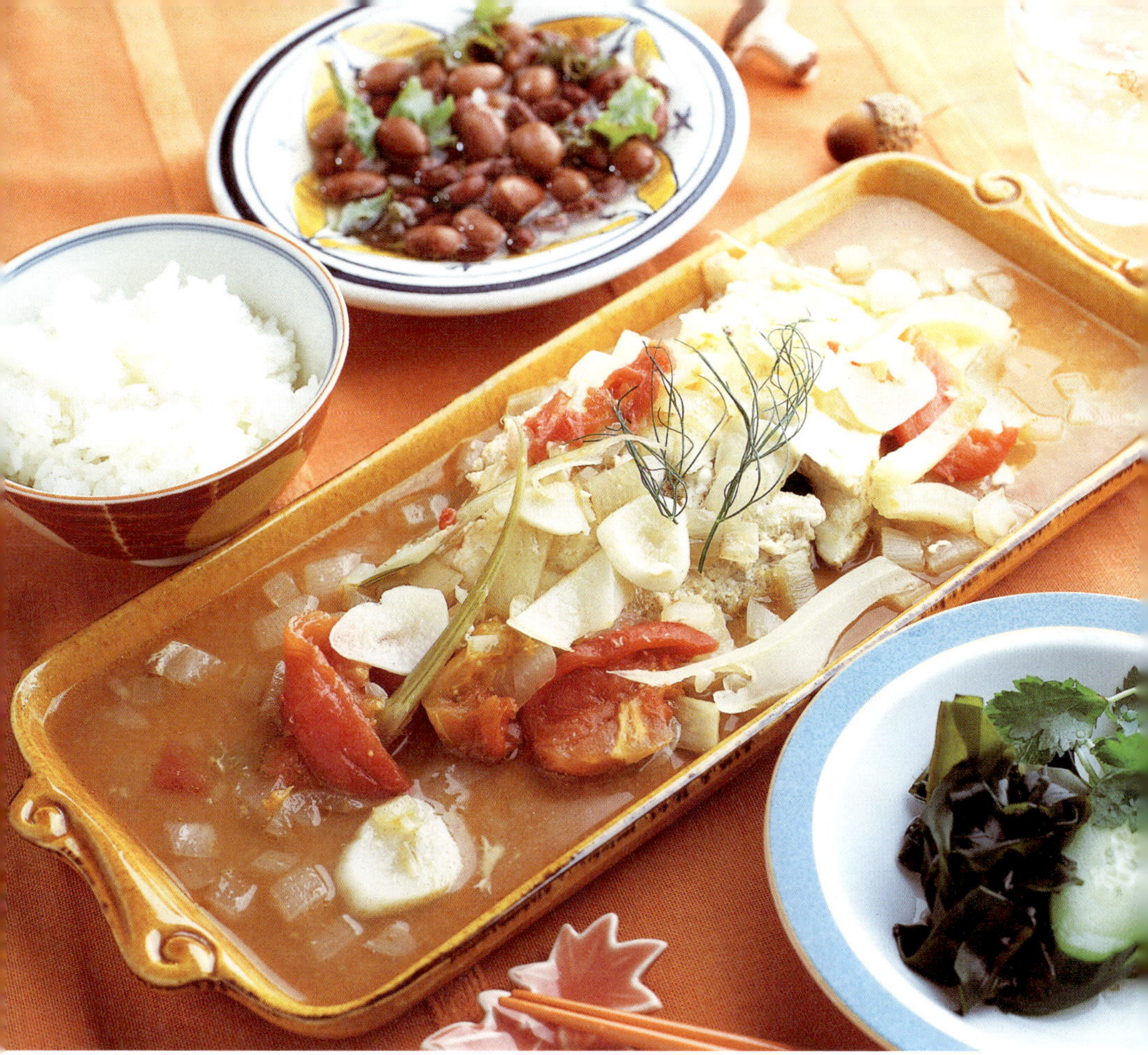

①すずきの香草スープ煮
②大正きんとき、あずきのサラダ
③わかめ、きゅうり、春菊の酢のもの
④ご飯
⑤生水（自然水）

①すずきの香草スープ煮

［材料］（1人分）

すずき……………1切れ
玉ねぎ……………1/4個
トマト……………1/2個
にんにく…………1かけ
フェンネル………少々
パセリ……………適宜
コンソメスープの素………少々
水……………カップ1 1/2
オリーブオイル………大さじ1弱

［作り方］

①すずきに軽く塩、こしょうします。
②玉ねぎはみじん切りにします。トマトは櫛《くし》形に切って、さらに半分に切ります。にんにくは薄切りにします。フェンネルは食べやすい大きさに切ります。
③厚手の鍋にオリーブオイルを熱し、にんにく、玉ねぎの順に加えて炒めます。
④水カップ1 1/2を加え、煮たったらコンソメスープの素とすずき、トマト、フェンネルを加えます。
⑤弱火で7～8分ほど煮て、器に盛り、みじん切りにしたパセリを散らします。

②大正きんとき、あずきのサラダ

［材料］（1人分）

大正きんときの缶詰・
あずきの缶詰………合せてカップ1/2

サニーレタス………1枚
玉ねぎのみじん切り………大さじ1
くるみ………………適宜
塩……………………少々
チリペッパー………少々
オリーブオイル……大さじ1
酢……………………大さじ1

［作り方］

①大正きんときとあずきは、塩とチリペッパーを軽

く振り、オリーブオイルと酢を混ぜたものにつけ、味をなじませます。（10分くらい）

②サニーレタスは適当にちぎり、くるみは荒みじん切りにします。

③全部をあえて器に盛ります。

［健康メモ］

くるみはスタミナ食として完全なものです。生のものを使うと、皮膚の光沢をつくりだす美肌効果があります。1人分の量は、1個か2個が目安です。

③わかめ、きゅうり、春菊の酢のもの

［材料］（1人分）

刻みわかめ……3g
春菊……2本
きゅうり……¼本
三杯酢……適宜
（作り方は四五ページ参照）

［作り方］

①わかめは水でもどします。

②春菊は大きめに切り、きゅうりは斜めの薄切りにします。

③三杯酢であえます。

【秋の夕食におすすめの献立…2】

更年期に入ると、体質が変わり、さまざまな不調をきたすようになります。そうした時期には、ヨードやカルシウムといったミネラル分や鉄分、良質のたんぱく質をとるように心がけましょう。特に甲状腺ホルモンの分泌を整えるには、ヨードが必要になります。海草類には、ヨードをはじめとしてミネラルが豊富に含まれていますので、わかめやひじき、のりなどを積極的に生でとるようにしましょう。

青野菜や里いも、きのこ類もミネラルが多く含まれていますから、更年期症状を緩和《かんわ》してくれる食材です。できるだけ何種類かとり混ぜて食べれば、いっそうの効果が得られます。

特にきのこ類は、ビタミンB_1、B_2、カルシウムのほかにエルゴステロールという成分を含みます。この成分は、日光に当たるとビタミンDになることから、乾燥きのこにはビタミンDが含まれていて、これを食べると、腸内でのカルシウムの吸収を促進する効果を発揮します。また、独特の味と香りがあり、秋の旬の食材としておすすめです。きのこの種類によって少しずつ成分や食感が異なるので、いろいろなきのこを合わせて食べるとよいでしょう。特に「どんこしいたけ」は、がんの予防になります。

たんぱく質はきのこ類にも含まれますが、まとまった量としては、豆腐や納豆、ゆばなどの大豆製品や豆類、いか、えびやかになどの甲殻類、貝類などからとるようにします。魚なら川や湖でとれる淡水魚がおすすめです。これらを効率よく消化・吸収するために、酢や柑橘類、大根おろしを一緒にとるようにすると、なお効果的です。

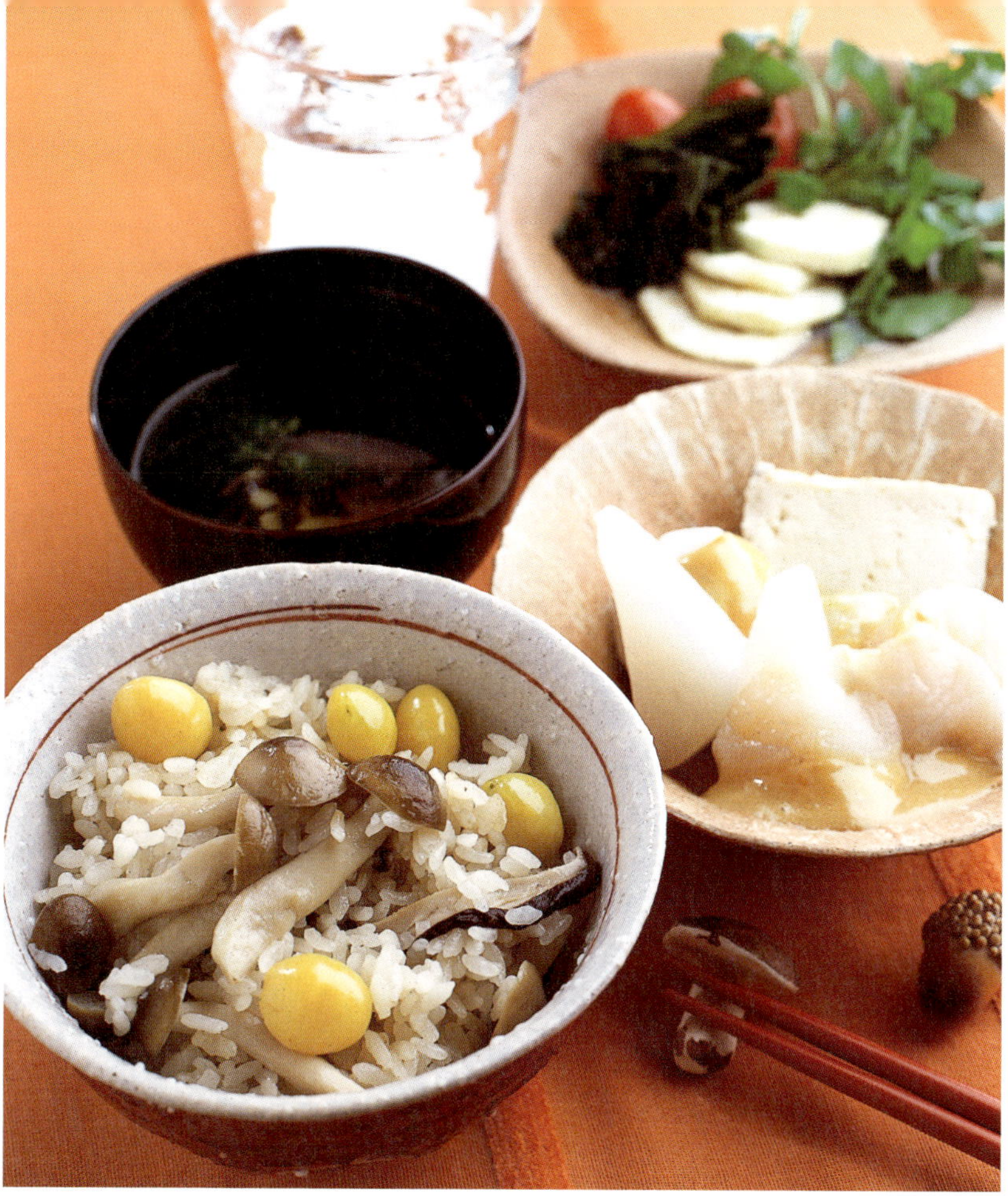

①きのこ混ぜご飯
②里いも、焼き豆腐、帆立貝柱、こんにゃくのみそダレがけ
③秋野菜の風味あえ
④すまし汁
⑤生水（自然水）

①きのこ混ぜご飯

[材料]（2人分）

米……………………カップ2
生しいたけ…………2枚
しめじ………………50g
ぎんなん……………10個

A　しょうゆ…………大さじ1½
　　酒…………………大さじ1
　　砂糖………………小さじ2
　　塩…………………少々

[作り方]

①しいたけは石づきを取り、軸の部分はタテに4つに切り、カサの部分は薄切りにします。しめじは石づきをとって、小房に分けます。
②①をAに10分ほどつけておきます。
③鍋にAの材料を入れて火にかけ、②をさっと煮て、具だけ器にとります。
④米をといでざるにあげ、30分おいて、米と②の煮汁を加えて、水加減をして炊きます。
⑤炊き上がったら③のきのこをのせ、10分蒸らして混ぜ合せます。
⑥ぎんなんは、たたいてからフライパンで蓋《ふた》をして煎《い》り、殻《から》をむいてご飯と混ぜます。

②里いも、焼き豆腐、帆立貝柱、こんにゃくのみそダレがけ

[材料]（1人分）

里いも………………小2〜3個
焼き豆腐……………¼丁
帆立貝柱……………1個
こんにゃく…………¼丁
レモン………………少々

A　みそ………………大さじ1
　　みりん……………大さじ1
　　すりごま…………大さじ1
　　だし汁……………大さじ1
　　一味唐がらし……小さじ1

[作り方]

①里いもは皮をむいてゆでます。焼き豆腐とこんにゃくはさっと湯通しして、食べやすい大きさに切ります。

②帆立貝柱はヨコ二つに切って、レモンをかけます。

③Aの材料をすり鉢に入れて、よくすり合せます。

④器に①②を盛り、③を添えます。

③秋野菜の風味あえ

[材料](1人分)

なす……½個
クレソン……2本
わかめ(またはひじき)……適宜
ミニトマト……2個
A 酢……大さじ2
砂糖……大さじ1
しょうゆ……小さじ1
ごま油……小さじ1

[作り方]

①各野菜とわかめ(またはひじき)を食べやすい大きさに切り、器に盛ります。

②Aの材料を混ぜ合せ、さっと加熱し①にかけます。

④すまし汁

[材料](1人分)

乾燥ゆば……1個
かいわれ……適宜
わかめ……適宜
だし汁……カップ1
A しょうゆ……小さじ1
酒……小さじ1
塩……少々

[作り方]

①乾燥ゆばを、ぬるま湯でもどします。

②だし汁を煮たて、Aを入れます。

③具を入れて、もう一度煮たったら火を止めます。

秋の酢のもの

……秋の献立に加えたい酢のものレシピ

（三杯酢、二杯酢、甘酢の作り方は、四五ページ参照）

●朝食●

例①――白菜、春菊、ねぎ、みつ葉、トマト

例②――キウイフルーツ、サラダ菜、セロリ、パセリ（甘酢がおすすめ）

例③――白菜、ピーマン、きゅうり、かいわれ、山いも、梅肉

例④――キャベツ、カリフラワー（生）、ブロッコリー（生）、にんじん、青じそ、わかめ

例⑤――アボカド、しその実、キウイフルーツ、レタス、パセリ、キャベツ、青じそ（三杯酢がおすすめ）

例⑥――玉ねぎ、にんじん、マッシュルーム、きゅうり

●夕食●

例①――レタス、ピーマン、パセリ、トマト（甘酢がおすすめ）

例②――帆立貝柱、かいわれ、みつ葉、のり（二杯酢がおすすめ）

例③――甘えび、帆立貝柱、わかめの梅肉あえ

例④――白菜、キャベツ、きゅうり、ピーマン

例⑤――いか、セロリ、レタス、トマト、ピーマン（二杯酢がおすすめ）

例⑥――きゅうり、パセリ、トマト、レタス、のり（甘酢がおすすめ）

例⑦――キウイフルーツ、クレソン、玉ねぎ、セロリ（甘酢がおすすめ）

冬の章

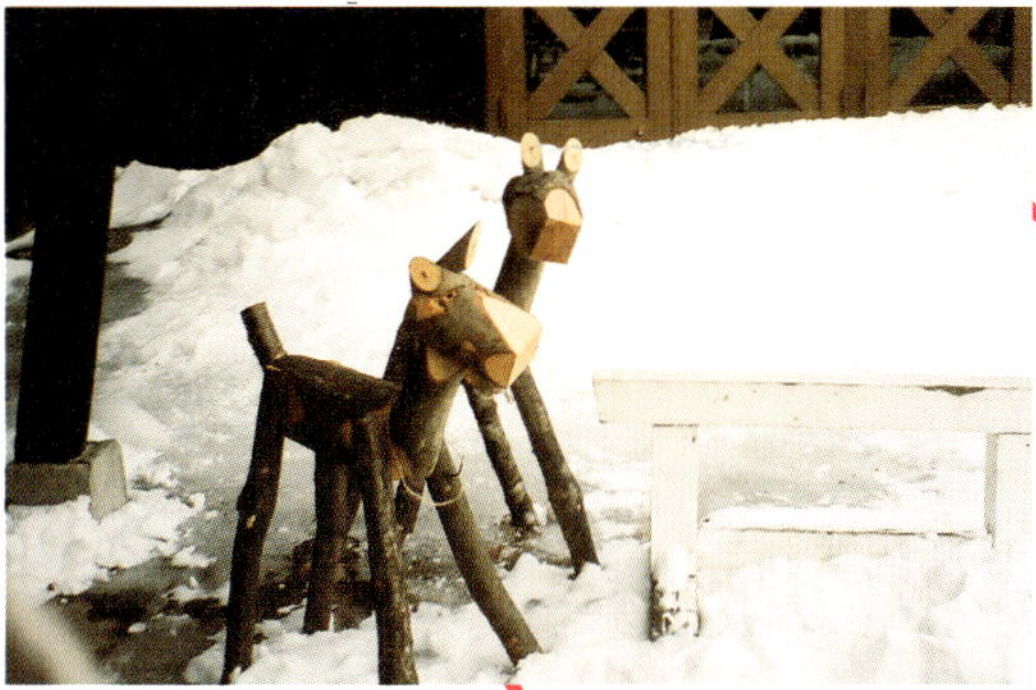

清里にて

◆冬のはじめの清里にて

ある年の十一月のはじめに、主人とともに清里を訪れました。木の葉が赤や黄色に色づいて、綾をなして山全体をおおっていました。まさに紅葉の世界。ダンコウバイの輝くような黄色、紅葉した桜が描く美しいピンク色の葉、ドウダンツツジの赤い葉がとくに印象的で、それはそれはきれいでした。

その翌年、私たちは再び清里を訪れました。一年前に見た風景が忘れられなくて、また同じころに行こうということになったのです。同じ風景が見られるものと思っていたのですが、今回は様子が違っていました。山道を進むごとに冬の気配が濃くなって、一年前と同じ場所に着くころには、ほとんどの葉がすでに散ってしまっていたのです。前回よりも、一週間ほど遅かったこともありますが、冬の到来も早かったのかもしれません。当たり前のことですが、自然はカレンダーどおりには動いていないのだと思いました。

私たちは少しがっかりしながら家に帰り、その庭の木々を見ていました。すると、いちばん奥のドウダンツツジが、たった一本だけ、真っ赤な葉をつけているのに気づきました。まるで私たちのために待っていてくれたように一本だけ、真っ赤な葉を残していたのです。なにか、自然の優しさのようなものに触れた思いがして、とてもありがたく感じられました。景色は一年前とはまったく違いましたが、一本のドウダンツツジが感動的な想い出を私たちに与えてくれました。

自然というものは、さまざまな表情を見せてくれます。時には私たち人間にとって、脅威《きょうい》となることもあります。八ヶ岳の麓《ふもと》は、十二月に入ると、朝から曇り空で風が強く吹く日が多くなり、いよいよ冬将軍の到来を思わせます。風は、山の方からゴーゴーと音を立てて吹いてきます。

いつものように、その日も朝の九時ごろ、私はひとりで散歩に出ました。散歩道を七分ほども歩くと、別荘と別荘の間に、雑木林を左右に見る場所の前まできました。

そのときです。左の方から突風が吹きました。風は、道路の前でゴーッと音を立てて、枯れ葉を巻き込みました。それは小さな竜巻のようにらせんを描きながら、舞い上がりました。それを見て、私はゾクッとしました。

「自然をあなどってはいけない！」

と、心の中で私の魂が叫びました。私はあとずさりして、いそいで家の方に引き返しました。玄関のところまでくると、主人が立っていました。

「いま、凄い突風が吹いたが、だいじょうぶだったか?」

と、心配そうな顔をしていました。

この出来事は、自然はきびしいのだということをあらためて教えられただけでなく、自然への畏怖《いふ》と畏敬の念を強くした体験でした。

キツネに出くわすという楽しい体験をしたこともあります。ある夜の十一時ごろのことでした。東京から清里の家へ向かうべく、車で山道を走っていたときです。右横の別荘地の草むらから、突然キツネが姿をあらわし、飛びながら疾走して行くのを見たのです。

キツネにとっては、真っ暗闇の中を、突然、音をたてて大きな光が近づいてきたのですから、それはびっくりしたことでしょう。

〝飛びながら走っていく〟というのは、わかりやすくいえば「ジャンプ↓着地↓ジャンプ↓着地」というような光景を想像してみてください。とにかく、トコトコとふつうに〝足を交互に動かして走る〟というような走りではありません。

一回のジャンプで一メートルほど高く飛び上がり、前方に着地していたように見えました。その速さはというと、車を追い越すほどです。相当なスピードですね。キツネは、はるか前方で、私たちの車を横切り、道路の反対側の茂みに姿を消しました。

おもしろいことに、しっぽの毛を広げて、体のバランスをとっているようでした。もしかしたら、そのしっぽでバランスをとりながら、滞空時間をより長くしているのかもしれません。

広げたしっぽは思ったよりもはるかに大きくて長く、まるで胴体の二倍くらいもあるように見えました。このときはじめて、しっぽが体より長く、そして太いのは、走る時にバランスを失わないため、ということを知りました。

野生の動物が全力疾走するのを見たのは、生まれてはじめての体験でした。小さな出来事のようですが、私の心は大きな感動でいっぱいでした。こんな光景に出逢えたことに感謝せずにはいられないくらいに……。


清里の夜は真っ暗で、晴れた夜には星をたくさん見ることができます。しかし、それまで私は、ふだんあらためて星空を眺めるなどということは、ほとんどありませんでした。

ある晩の夜遅く、二階の部屋で目がショボショボしてきたころ、主人が私を呼びにきました。

「すごい星だ！　見てごらん！」

ねむたい目をこすりながら、しぶしぶと窓の外を見ると、そこには満天の星が！

空には、闇の部分がまったくないくらいに、星がぎっしりつまっているように輝いています。ピカッ、ピカッと一つ一つがとても強い光を放っていて、そのなかの二つの星の光が、私の立っている窓のところにまで届いていていて、窓辺を明るく照らしています。

「私は、宇宙の中にいるんだ！」

と感じました。

宇宙にはこれほどまでに星が満ちていて、その中に私はいる、そして宇宙と一体になっている、という荘厳な体験でした。

それからというもの、私はしばしば夜空を見るようになりました。あの日、ふいに本物の顔を見せてくれた星たちにもう一度会いたいと思って。

満天の星たちは、いまこの瞬間も雲の上で輝いているはず。なかなか見ることはできないけれど、またきっと出会えるはず。そう思っているのですが、同じ光景は、いまだに見ることができずにいます。

みなさんも、機会があったら、夜空をご覧になってみてください。もしかしたら、すぐそこまで、星の光が届いているかもしれませんよ。

◆大河内山荘で優しさに触れて

二年前の一月末、講演会があり、京都を訪れる機会がありました。その次の日、日曜日でしたので、知人のご案内で大河内山荘に行くことができました。

大河内山荘は、昭和の初期から戦前にかけて活躍され、昭和三十年代まで現役を続けられていた俳優・大河内《おおこうち》伝次郎さん（一八九八～一九六二）が建てられた山荘で、嵐山の奥にある小倉《おぐら》山《やま》の山腹にあります。嵐山と比叡山を背景に六〇〇〇坪にもおよぶ庭園があり、展望台からは、保津川《ほづ》や嵯峨野《さがの》が一望できるすばらしいところです。

百人一首のかるたの箱に描かれている、小倉山のまるくやさしい山々。その色は若葉色で、一つの山ともう一つの山の異なる色合いが重なり合って、まさに万葉の世界そのままの美しさでした。

冬枯れの時期ではありましたが、山荘の東屋にある、春を待つ木々の細い枝全体が、ほのかに薄紅色に染まっていました。きっと枝の中は、芽吹きの準備をしているのでしょう。その山や木々の色合いが、私はほんとうに、すてきに思います。

山荘は、山の起伏を生かした回遊式庭園になっていました。三十年もの年月をかけて造られた庭園というだけあって見事なお庭でした。歩みを進めるごとにつぎつぎと風景が変わり、目を存分に楽しませてくれました。

しかしながら、広大なうえに起伏に富んでいますから、石段を登ったり降りたりの連続です。いつもでしたら疲れてしまっても不思議ではないのに、その起伏がおだやかでいくら歩いても疲れを感じませんでした。そうして歩いていると、ふとあることに気づきました。敷石がところどころ違う色になっていたのです。少し歩くと、少し違う色の敷石になっている。ふつうの色の石だと思っていたら、いつの間にかピンクのルビー色に。その色を楽しみながら歩くことができたので、少しも疲れを感じませんでした。

その遊び心は心憎いばかりです。さすが大スターだった方だけあって、人を飽きさせない、人を愉《たの》しませるだけの心遣いをおもちの方なのだと感じました。そして、「大河内伝次郎さんという方は、きっとお優しい方だったんだろうな」と思いました。そうしたちょっとした心遣いというものが、どれほど人の心に響き、心をほぐしてくれるか。幼少の頃、スクリーンでお姿を一度拝見したように思いますが、きっと優しい人だったと思います。その優しさが、この山荘を歩く私にも伝わってきたような気がして、こちらまでやさしい気持ちになりました。

こんな風に、私たちは日常のなかでも、人の何げないやさしさに囲まれて暮らしているのかもしれません。気づかないところにも、人のやさしさは、いっぱいあるのかもしれません。そう思うと、とても幸せな気持ちになってきます。

生け垣の上に目立つように置いてある片方だけの手袋。落とし主が探しに来たとき、すぐに見つかるように、それまで汚れないように。

見ず知らずの人同士でも、優しさや思いやりは伝わるものなのですね。こういう気持ちが、どんどん広がっていけばいいな、と思いました。

◆ボランティアについて

アメリカに永く住んでいる方から、アメリカではボランティアが生活の中に自然に溶け込んでいるという話を伺いました。

その方は、一人一人のがん患者のために食事を作るボランティアをなさっているそうですが、以前ご自身もがんになったことがあり、健康を取り戻されてから、何か自分にできることはないかと、ボランティアグループに入り、食事作りを始められたのだそうです。

またその方から、五、六歳の子供も、自然な形でボランティアをしている、と伺いました。たとえば、隣に住むお年寄りに毎朝「おはようございます」と声をかける、これも立派なボランティアだと。

お年寄りにとってはうれしいことですし、安否の確認にもなっているのだそうです。安否確認といってしまうと、事務的で冷たい印象に聞こえてしまいますが、一人暮らしのお年寄りにとっては、毎朝、決まって様子を見にきてくれる人がいるというだけで、安心が得られるものです。子どもは、このようにして、自然にボランティア精神を体でおぼえていくとのことでした。

日本の場合、ボランティアの歴史が浅いせいか、ボランティアをしたいと純粋に思っても、「いい人ぶっていると思われるのでは？」「売名行為ととられるのでは？」などと、余計な心配をしなくてはいけない状況がないわけではないようです。また、ボランティアを受ける方も、「人様にお手間をかけさせては申し訳ない」というふうに、遠慮する気持ちが先に立ってしまうようです。

アメリカの場合は、自分自身もボランティアをしてきていますから、他人からの奉仕も自然に受け入れられるのだそうです。ボランティアをするのも受けるのも、誰でも順番にまわってくる、ごく当たり前のことと思っているのです。

それに、自分がボランティアをしていた時も「面倒だ」「迷惑だ」とは思ってはいなくて、むしろ喜びを感じながらボランティアをしてきていますから、「申し訳ありません」ではなく、「ありがとう」という言葉が自然にでてくるのでしょう。

私はずっとキリスト教の学校に通っていたので、奉仕することを学びました。個人としてだけでなく、ハリウッド美容専門学校でも、できる範囲でボランティアを行なっています。献血や献金、また学校周辺の清掃もその一つの例ですが、学生たちも快く協力しています。

また、知能に障害を負った方々のところへ出向いて、メイクをしてあげるボランティアも行なっていますが、メイクをしてあげると、みなさん、パッと華やいだ明るい表情になり、元気になってくれます。

また以前、お年寄りの方々のファッションショーをさせていただきましたが、このとき、ショーのために、メイクと衣装のお手伝いをしたのですが、もうみなさん、楽しくいきいきとして若返られたのが印象的でした。

◆地球をいたわって

環境破壊が深刻な問題として取り上げられています。地球の温暖化によって、地球全体のバランスが乱れてきているほか、水も土壌も空気も汚染され、オゾン層まで破壊されています。そればかりか、私たち人間も含めて、生物自体も汚染されてしまっているのですから、今すぐに改善すべき時期に地球は直面しています。

とくに近年は、世界各地でいろいろな異常気象が起きています。昨年、夏でも涼しいはずのヨーロッパでは、異常な暑さに見舞われ、アルプスの氷がとけだしたそうです。一方、日本は冷夏で、八月は雨が降り続いて寒いくらいでした。

もともと海抜の低いヴェニスの町は、最近、水びたしになっています。中国の北京に数年前訪れたとき、エルニーニョの影響もあって、集中豪雨をはじめいろいろ被害がでていました。中国では最近、黄河や揚子江が干上がったり、反対に洪水になったりと、これまでにない大規模な変化が起こっています。

このように、地球温暖化が今、全地球的にさまざまな異常気象と生態系の変化をもたらしています。その原因の一つは、やはり森林の激減ではないでしょうか。私は、森の木々をつぎつぎと伐採するのは反対です。

どのようにしたら、私たちは、できるだけ木を伐採せずにすむのでしょうか。それは消費を抑えることになるのでしょうが、建築用木材の他に、木を膨大に使うのは紙です。

紙の原料はパルプですが、パルプは木からしかできないように思われがちですが、実際には繊維のある植物なら、何からでもパルプは作れるそうです。ハイビスカスの仲間にケナフという植物がありますが、ケナフから作られるパルプ（紙）が、最近、評判です。ケナフは樹木ではなく、一年草の植物なので栽培しやすく、また二酸化炭素の吸収能力が、ほかの植物よりも高いということで、地球温暖化にとってはありがたい植物なのです。

ケナフの例が示すように、森を破壊するような「木々の伐採」をせずに、紙（パルプ）をつくることができる方法を、もっともっと研究して開発していくのが望ましいのではないでしょうか。

それから、諫早湾《いさはや》干拓《かんたく》埋め立てが近年、話題になりましたが、私は、干潟《ひがた》や浅瀬を埋め立てるのは反対です。干潟や浅瀬は、生態系にとって非常に大事だからです。ムツゴロウだけでなく、あゆの稚魚《ちぎょ》など多くの生き物たちがその幼児期を過ごせるのも浅瀬なのです。どうか、干潟や浅瀬を守ってほしいと思います。

◆環境保護、できることからはじめよう！

しかし、嘆いてばかりでは何の解決にもなりません。そもそもその原因のほとんどは人間のしたことにあるのですから、これを解決することだってできるはずです。私たちも、できるところから実践していけばよいのです。

環境保護への問題意識が高いドイツでは、いろいろな試みがなされているそうです。まずは、排気ガスを減らすために、できるだけ車に乗らないような取り組みがなされています。たとえばカーシェアリング。何人かで車を共有するというものです。

また、ドイツでは車の進入禁止区域があり、そのエリア内では、路面電車や自転車が主な交通手段になっています。また、ゴミを減らすための取り組みや、リサイクルも進んでいます。

私たちがすぐにできることも、たくさんあるように思います。たとえば、買い物に行くときは、必ず自分の買い物バッグ（エコバッグと呼びますね）を持参し、買ったものはそのバッグに入れることですね。それだけで、膨大な量のビニール袋（スーパーやコンビニのレジで配られるもの）が節約されることになります。

生鮮食料品などの買った物を入れるビニール袋は、すぐ捨てるのではなく、洗って何度も使用すれば資源の節約になります。またこれらのビニール袋は、ゴミとして焼却されると、二酸化炭素や有毒ガスを出すため、地球温暖化をもたらす原因の一つといわれていますから、できるだけゴミとして出さない方がいいのです。私自身、この自覚を強め、実行していこうと思っています。

この他、車に乗る回数を減らして、その分、歩けば省エネにもなるだけでなく、健康増進にも役立ちます。また、早寝早起きを心がければ、電力の消費量を減らすことができます。

そして、ゴミの分別を徹底すれば、有害物質の発生を減らし、資源の再利用もできます。このほかにも、たくさんありそうですね。まずは、ゴミを減らす（分別をしっかり守る）、エネルギー資源の浪費を防ぐ、この二つを念頭に置いて、できることから実践してみてはいかがでしようか。

食べものの問題と環境問題とは、似ている所があります。利便性、嗜好《しこう》、経済性を優先し、もっと大事なものをおざなりにしてきたために、そのツケがまわってきて、現在、私たちの生命を脅かしているという点です。

しかし、私たちは幸運にも、それが誤りだったことに気づくことができました。あとは実践あるのみです。後世に、負の遺産を残さないためにも、できるだけのことをしておきたいものです。

二十一世紀は、人類だけでなく、地球規模での〝癒し〟の時代です。私たちひとりひとりが、その自覚をもって、日々前向きに進んでいけば、きっと未来は開けるはずです。前進しましょう！

◆平和を願う気持ち

昨年、イギリスを訪れた旅の最終日、午後には帰国というとき、私は体調をととのえるため、半日ほどホテルでゆっくりしていました。日曜日でしたので、午前中はテレビでミサの番組をやっていました。

聖歌隊の歌声が流れるなか、カトリックやギリシャ正教の神父さま、イスラム教の聖職者の方が三人揃い、教会に集まっている人々のひとりひとりに言葉をかけながら、祈りを捧げていらっしゃいました。それぞれ言葉は違いましたが、祈っていることはみんな同じ内容でした。

たった一つだけでした。

宗派を越えて、みんなが願っていること、それは〝平和〟でした。それがとてもよく伝わってきて、強く胸に響いてきました。これは、宗教をもっている、もっていないに関わらず、だれもが願っていること。いつの時代も同じであってほしいと思いました。

聖歌隊の歌っていた歌詞が簡単だったので、私にも理解できました。その内容はつぎのようなものでした。


イギリスの空は青く、高く、美しい。

私たちの国はとても平和で幸せです。

あなたの国もとても平和で幸せです。

お互いの国が平和で幸せでありますように。

子供たちの未来も平和でありますように。


この光景は、イギリス中に放送されたのだと思いますが、外出できずに残念に思っていた私が、こんなに感動的な場面に出会うことができたのです。とても幸せに思いました。その日のイギリスは、天高く、抜けるような青空でした。私も心の中でこの歌を繰り返し、ともに平和を祈りました。

【冬の朝食におすすめの献立…1】

正月食材を使ったヘルシーメニュー

お正月料理は、なますとおモチの献立を紹介します。お正月料理は、お雑煮や煮ものなど、過熱したものが多いので、なますなどの酢のものをつけたり、お雑煮に青野菜を散らしたり、生野菜やくだものを添えたりして調節してください。

モチは体をあたためます。焦げ目がつくくらいまで、焼いてください。植物性のお焦げ（炭）は、体をあたため、じょうぶにします。

モチは、一年中いつでも食べてよい食べものですが、特に体が冷える冬にはおすすめです。

冬は、外気が寒く、熱量の消費も多くなりますから、植物性の脂肪とタンパク質をほかの季節よりやや多めにとるようにします。

また、体をあたため、栄養の吸収を促すでんぷん質もたっぷりとるようにします。かぜを予防するために塩分をひかえ、柑橘類をとることも大切です。それが冬を健やかに過ごすための基本になります。

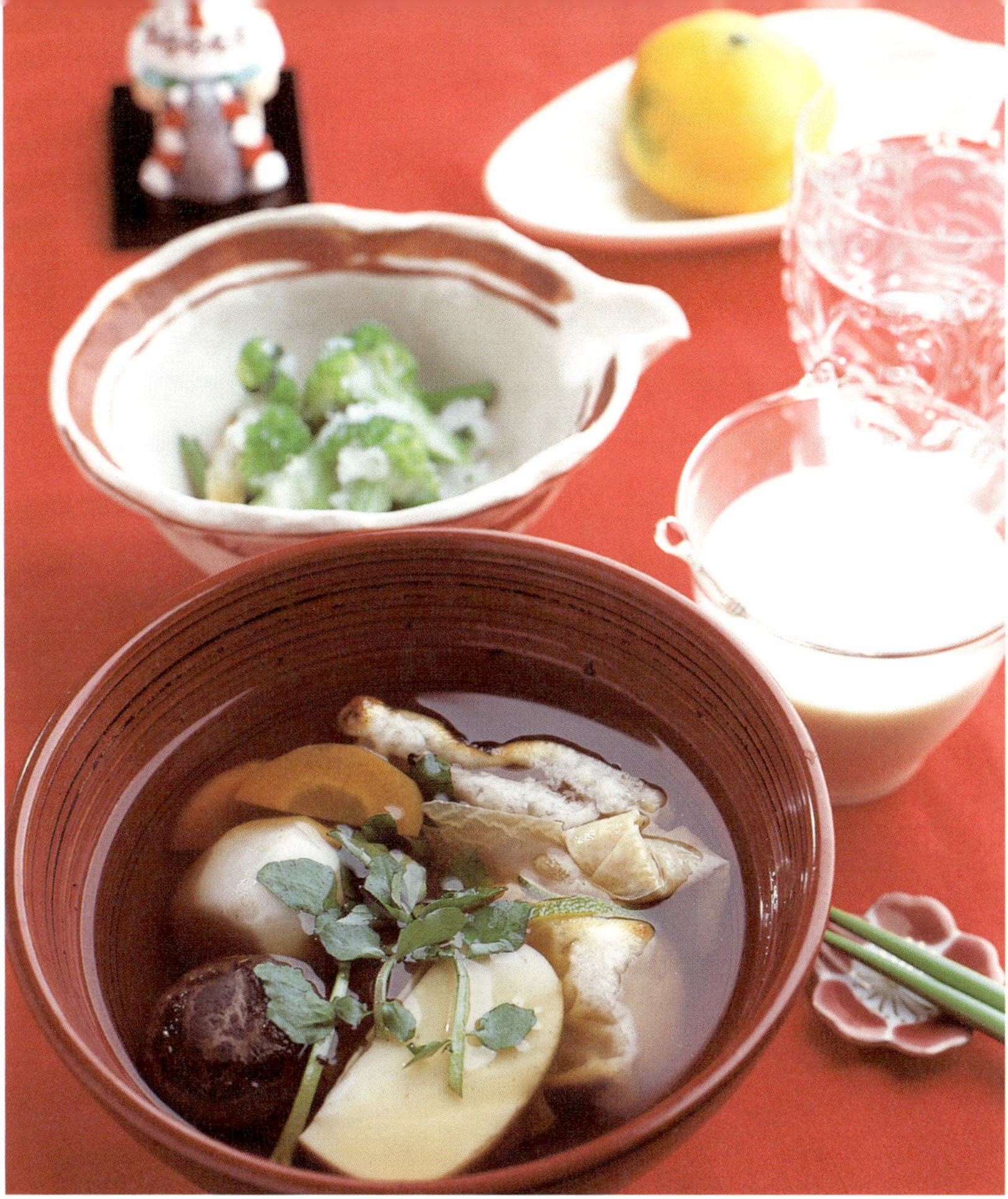

①お雑煮
②ブロッコリー、小松菜、
油揚げのおろしあえ
③豆乳
④みかん
⑤生水（自然水）

①お雑煮

[材料]（1人分）

切りモチ……………2個
里いも………………1個
にんじん……………少々
乾燥ゆば……………小1個
生しいたけ…………1枚
かまぼこ……………2切れ
クレソン……………適宜
（または、せり）

A
だし汁………………カップ1½
酒……………………小さじ1
薄口しょうゆ………大さじ½

[作り方]

①里いもは、皮をむいて下ゆでしておきます。にんじんはイチョウ切りにし、下ゆでします。乾燥ゆばはお湯でもどしておきます。
②生しいたけは、石づきを取っておきます。
③Aを一度煮たて、材料を入れてもう一度煮たてます。
④焼いたおモチの上に具をのせ、熱い汁をそそぎます。
⑤クレソン、またはせりを散らします。

[健康メモ]

モチは手軽な朝食用食品として常備しておくと便利です。コンガリ焼くと、体がいっそうあたたまります。なますや大根おろしは、消化を助ける働きがあります。

②ブロッコリー、小松菜、油揚げのおろしあえ

[材料]（1人分）

ブロッコリー………¼個
小松菜………………2本
油揚げ………………¼枚
大根おろし…………大さじ2
しょうゆ……………少々

［作り方］

①ブロッコリーは小房に分けてさっとゆでます。小松菜も軽く煮ておきます。

②油揚げは網の上で焦げ目がつくように焼き、７㎜ぐらいのせん切りにします。

③大根おろしに、①②を混ぜてあえ、しょうゆを少量たらします。

③豆乳（約カップ１）

④みかん（１個）

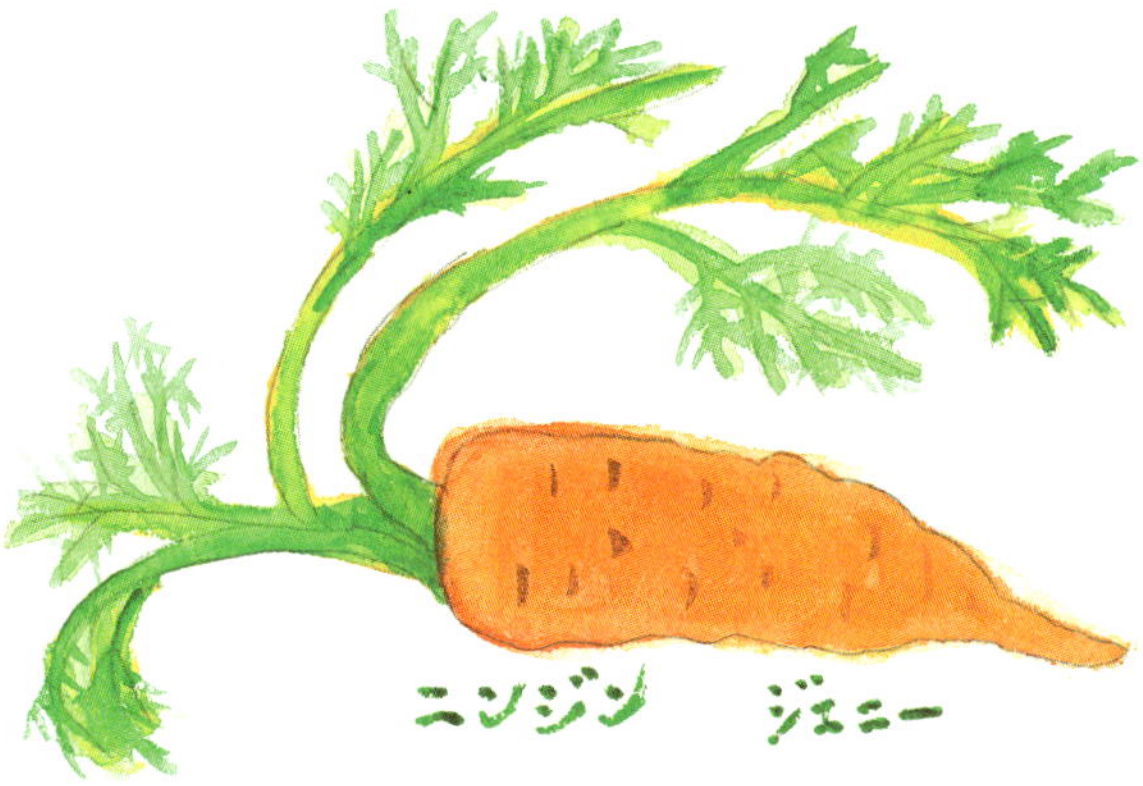

【冬の朝食におすすめの献立…2】

飲みすぎ・胃もたれに効く朝食メニュー

ルイボスティーは、アフリカのケニア山岳地帯のお茶で、地元の人々の間では、不老長寿のお茶として愛飲されています。このお茶には血管をきれいにする働きや利尿作用もあります。お茶の中では、カフェインが入っていないということでも特色があります。このお茶と松の実を使ったおかゆは、体があたたまる上、気持ちもリラックスします。かぜを予防する働きもあります。

私の場合、よくルイボスティーを少しあたため、生の玉ねぎをジューサーで絞ったものを、大さじすりきり1杯ほど入れて飲んでいますが、体があたたまり、殺菌効果もあり、たいへん体調が整います。また膀胱炎《ぼうこうえん》の予防にもなります。

冬の朝食には、でんぷんやヨード、ビタミン、カルシウムの多いものや、酢のものなどをとるように心がけます。

さつまいもは冬が旬で、良質なでんぷんです。冬は体をあたためる食物が必要ですが、さつまいもは冬の季節にもっともおいしく、栄養がある旬の食材といえるでしょう。

私の場合、さつまいもは煮るより、蒸して食べることが多く、その方が本当の味が出ておいしいです。最近ヨーグルトもフルーツなどいろんなものが混じったものが売られていますが、プレーンヨーグルトは乳酸菌の効果が強いので、腸にもよい影響を与えますのでおすすめです。

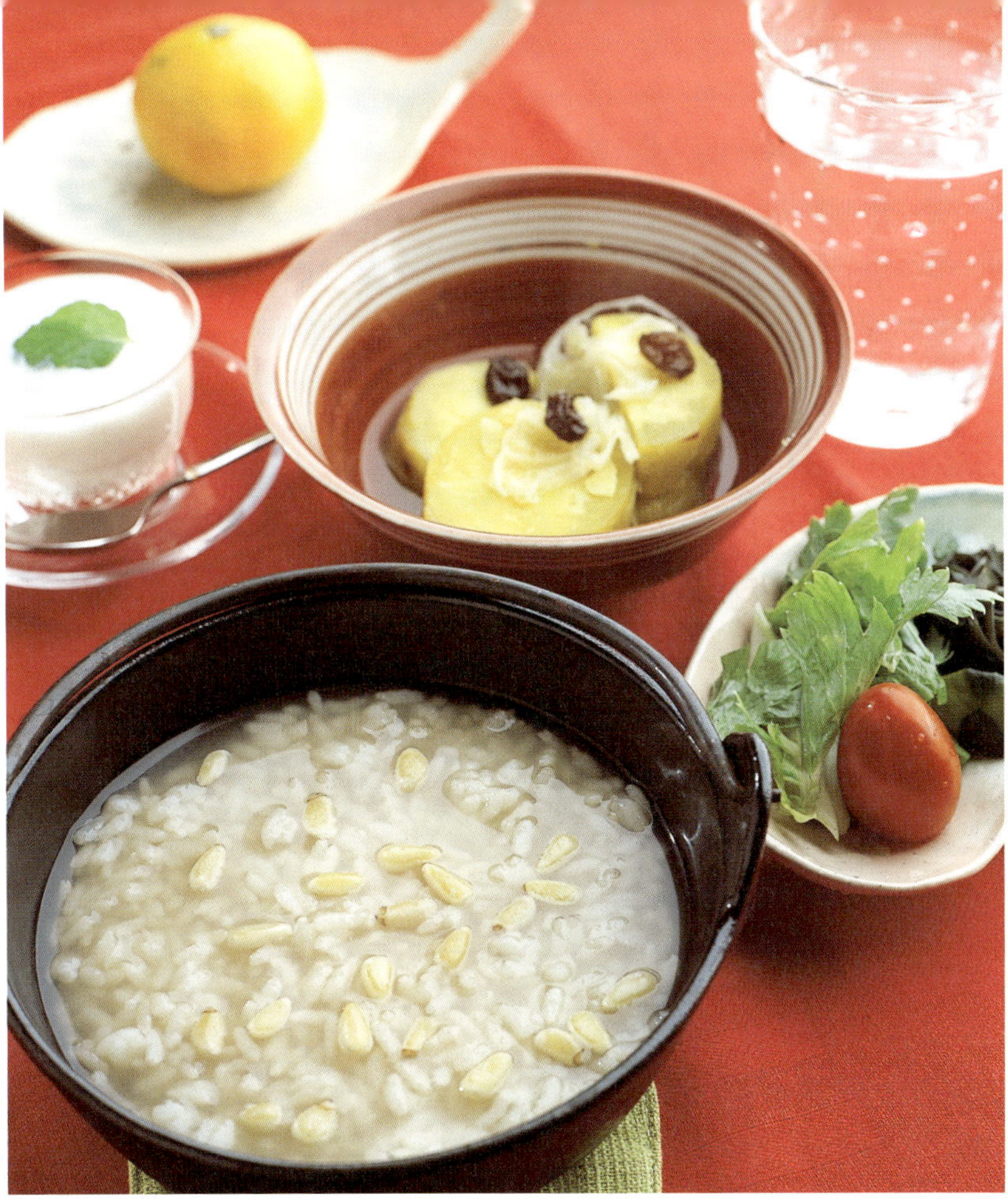

①ルイボスティーと
松の実のおかゆ
②さつまいも、干しぶどう、
レモンの甘煮
③セロリとわかめの酢のもの
④みかん
⑤ヨーグルト（ミント入り）
⑥生水（自然水）

①ルイボスティーと松の実のおかゆ

[材料]（2人分）

米……………………カップ½
ルイボスティー……………カップ5
松の実…………………大さじ山盛り1
塩………………………少々

[作り方]

①米をといでざるにあげ、30分ほどおきます。
②厚手の鍋に米を入れ、ルイボスティーをそそぎます。
③蓋《ふた》をして、7～8分煮ます。
④煮たったら弱火にして、30～40分ほど煮ます。
⑤これに松の実を加え、好みで塩を少々入れます。

②さつまいも、干しぶどう、レモンの甘煮

[材料]（1人分）

さつまいも…………………100g
レモン…………………½個
砂糖…………………大さじ2
干しぶどう……………大さじ1

[作り方]

①さつまいもは皮をむき、1㎝くらいの厚さの輪切りにします。そしてさっと水洗いして、鍋にさつまいもと、これにかぶるくらいの水を入れて、中火にかけます。
②レモンは、皮をむき、5㎜くらいの輪切りにします。
③さつまいもを4、5分煮て、レモン、砂糖を加えます。弱火にし、さつまいもがやわらかく煮えたら、干しぶどうを加え、ひと煮たちさせて火を止めます。

③セロリとわかめの酢のもの

[材料]（1人分）

セロリの葉…………………1本分
生わかめ（または、ひじき）……少々

ミニトマト……………………2個
三杯酢……………………適宜
（作り方は四五ページ参照）

［作り方］

①セロリの葉は食べやすい大きさに切り、わかめは、水で洗い、適当な長さに切ります。市販の刻みわかめ（または、ひじき）を使ってもよいでしょう。

②材料を器に盛り、三杯酢であえます。ミニトマトを添えます。

⑤ヨーグルト（ミント入り）

［作り方］

ヨーグルトをカップに入れ、ミントの葉を添えます。

#【冬の昼食におすすめの献立…1】

体をあたため、でんぷんを補給するメニュー

寒い冬の昼食には、体をあたためるものを食べたいですね。うどんやそばは最適です。うどんは、体をあたためるでんぷんを補給するメニューです。うどんにはまいたけを入れると意外においしくなります。「秋の夕食」のところでも述べましたが、きのこ類は低エネルギーで、カルシウムの吸収をよくする働きがあります。また良質のたんぱく質を含みますし、抗酸化作用があります。

特にまいたけは、エルゴステロール（日光にあたるとビタミンDになる成分）、ビタミンB_2が多く、脂質もほかのきのこより多く、がんの予防になります。

また、うどんの上からかけるねぎは発汗を促し、体をあたためる効果があります。ねぎ類は、すべてリンを含んでいて、冬には特にかぜ予防に効果があります。ねぎはなるべく生で食べるようにします。

一緒に添える漬けものは、かぶとしょうがの即席づけにしました。かぶには、食物繊維のペクチンやビタミンB_1、B_2、C、消化酵素のアミラーゼが多く含まれていて、おもに消化・吸収を助ける働きがあります。また消炎作用もあります。しょうがは殺菌作用があり、また発汗作用もあり冷え性やかぜ気味の時に最適です。

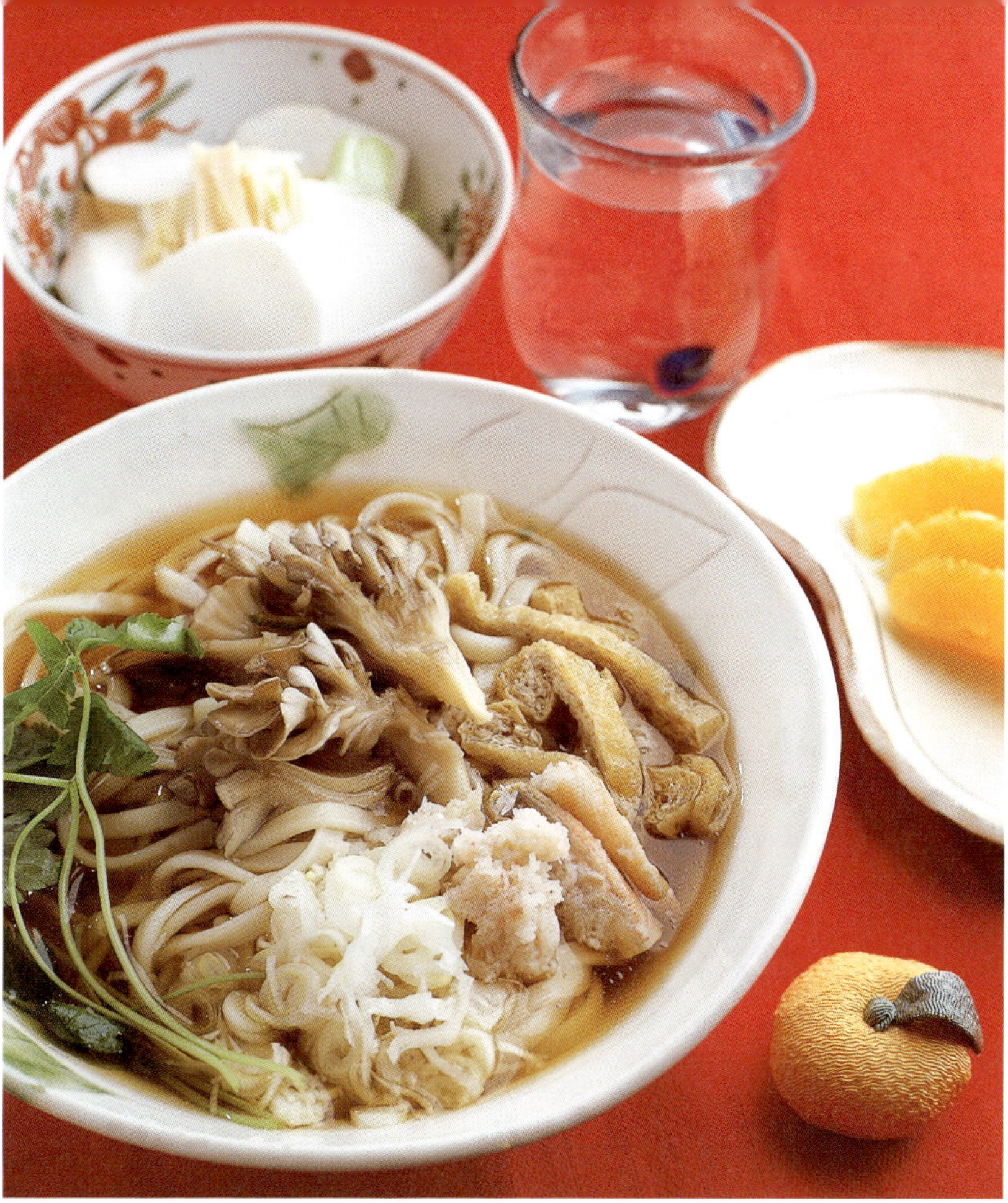

①五目うどん
②かぶとしょうがの漬けもの
③オレンジ
④生水（自然水）

①五目うどん

［材料］（1人分）

うどん（乾麺）……80g
まいたけ……適宜
油揚げ……¼枚
ねぎ……適宜
クレソン……1本
かに……少々

（つゆの材料）

だし汁……カップ2
しょうゆ……大さじ1
みりん……大さじ1

［作り方］

①まいたけは、房を分けます。
②油揚げは、一度湯通しして細切りにします。
③だし汁にしょうゆとみりんを入れ、一度煮たったら、まいたけ、油揚げを入れて、さっと煮たてます。
④ゆであがったうどんは、そのまま丼に入れて、具をのせ③のかけつゆをかけます。
⑤ねぎ、クレソン、かにをのせます。

②かぶとしょうがの漬けもの

［材料］（1人分）

かぶ……2個
しょうが……½片
酢……少々
塩……少々

［作り方］

①かぶは、皮をむいて薄切りにします。
②しょうがは、細切りにします。
③かぶとしょうがは、軽く塩もみしてさっと洗い、酢をかけて混ぜます。

③オレンジ（1/4個）

バレンシアオレンジは、1/4に切って添えます。

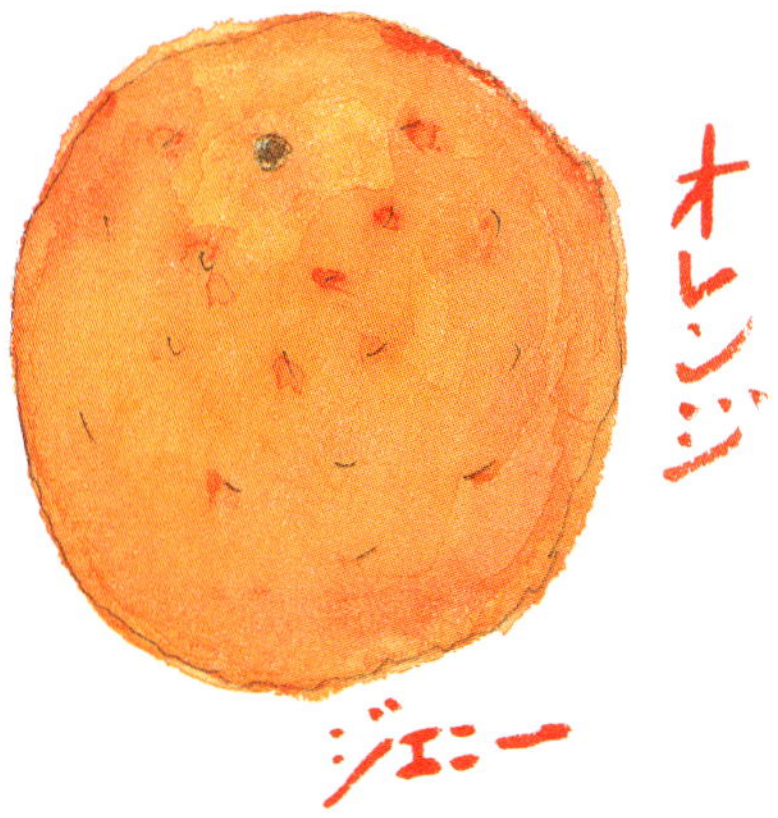

【冬の昼食におすすめの献立…2】

ここでは、頭の疲れがとれるメニューをご紹介します。主食は、ペースト状にしたかぼちゃをトーストに塗り、プラムをのせたオープンサンドです。かぼちゃというと和風料理のかぼちゃを連想しますが、このメニューのように洋風のペーストに使ってもおいしいです。あなたのアイデアで新しい食べ方を工夫してみましょう。

かぼちゃは、カリウムやカロチンが多く含まれていて、さつまいもと同じように、体をあたためる働きがあります。プラムには、鉄分と食物繊維が多く含まれ、便通をよくする作用があり、ダイエット食品でもあります。また、かぼちゃと同じでカリウムやカロチンも豊富に含まれています。

ブロッコリーは、無機質（カリウム、カルシウム）やビタミンA、B_1、B_2、Cなどの含有量が圧倒的に多い、今話題の野菜です。ブロッコリーは生で包丁で身をほぐしてサラダの中にあえると、おいしく食べられます。カリフラワーも、リンや葉酸、ビタミンCを多く含みます。

一般的には温野菜としてゆでて食べる傾向があり、ここでもさっとゆでていますが、生で食べると少量でもよく、多くとる必要はありませんし、意外とおいしいものです。できるだけ生でとりましょう。

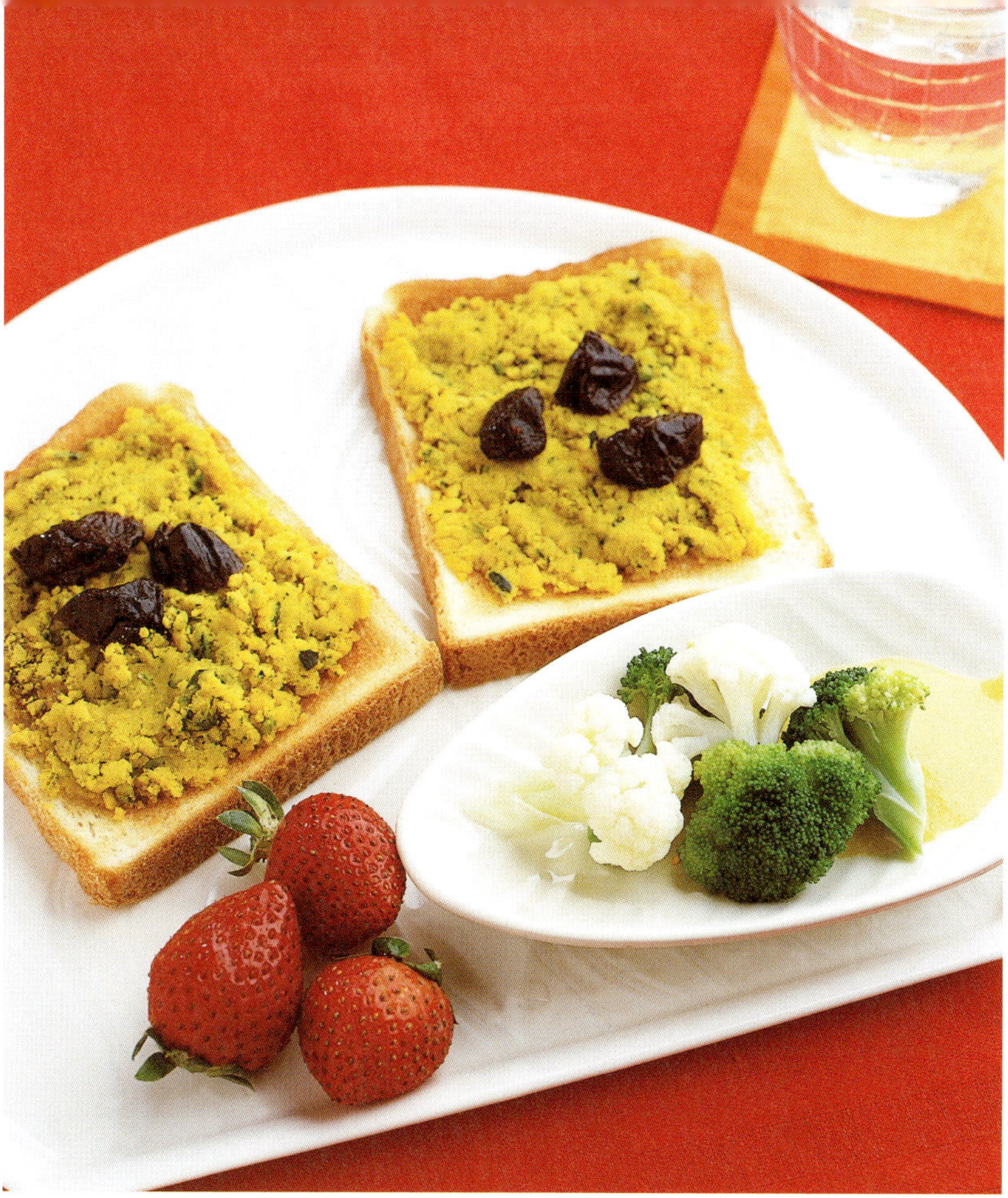

①かぼちゃとプラムの
オープンサンド
②カリフラワーと
ブロッコリーの酢みそあえ
③いちご
④生水（自然水）

①かぼちゃとプラムのオープンサンド

［材料］（1人分）

食パン（12枚切り）……2枚
かぼちゃ……40ｇ
プラム……4個
蜂蜜……大さじ1

［作り方］

①食パンはキツネ色に焼きます。
②かぼちゃは薄切りにし、蒸してつぶします。
③プラムは、1~2個を小さく刻んでかぼちゃに混ぜます。
④トーストに蜂蜜、かぼちゃのペーストを塗り、残りのプラムをのせます。

②カリフラワーとブロッコリーの酢みそあえ

［材料］（1人分）

カリフラワー……1/6個
ブロッコリー……1/6個
A 白みそ……30ｇ
みりん……大さじ1/2
砂糖……大さじ1/2
酢……大さじ1

［作り方］

①すり鉢に酢みその材料Aを入れてすり合せます。
②カリフラワーとブロッコリーは、よく洗い、さっとゆでて食べやすい大きさに切ります。
③②を①であえます。

③いちご（2、3個）

【冬の夕食におすすめの献立…1】

寒いときには、カキ鍋がおすすめ

貝のカキは、ビタミンB_1、B_2を多く含み、体内でグリコーゲンになるので、エネルギーがいっぱいの食品です。体の弱い人や肝臓の働きの悪い人などにもおすすめです。またカキはタウリンなど良質のたんぱく質を含みますので、冬には貴重な食品です。冬には、旬のものとして、鍋でいただくと、たいへんおいしいですし、体があたたまります。

特に野菜で実だくさんにして、豊富なビタミンを一緒にとりましょう。さっと煮るくらいでいただくようにしましょう。

煮汁の中には、カキの成分が出ていて、これが体をあたためますので、一緒に汁もいただくようにします。

冬は、脂肪をやや多めにとりますが、肉の脂身《あぶらみ》やバターなどの動物性の脂は、血液を濁らせてしまうので、なるべくとらないようにします。脂肪は、ごまや木の実、植物油などからとるように心がけましょう。

植物油は、オリーブオイルやアーモンドオイル、ピーナッツオイル、大豆油、ごま油、綿実油《めんじつゆ》がおすすめです。油をとるときには、青野菜や柑橘類、大根おろしを一緒にとるようにしましょう。胃腸への負担を軽減するとともに、体液が酸性に傾くのを防ぐことができます。

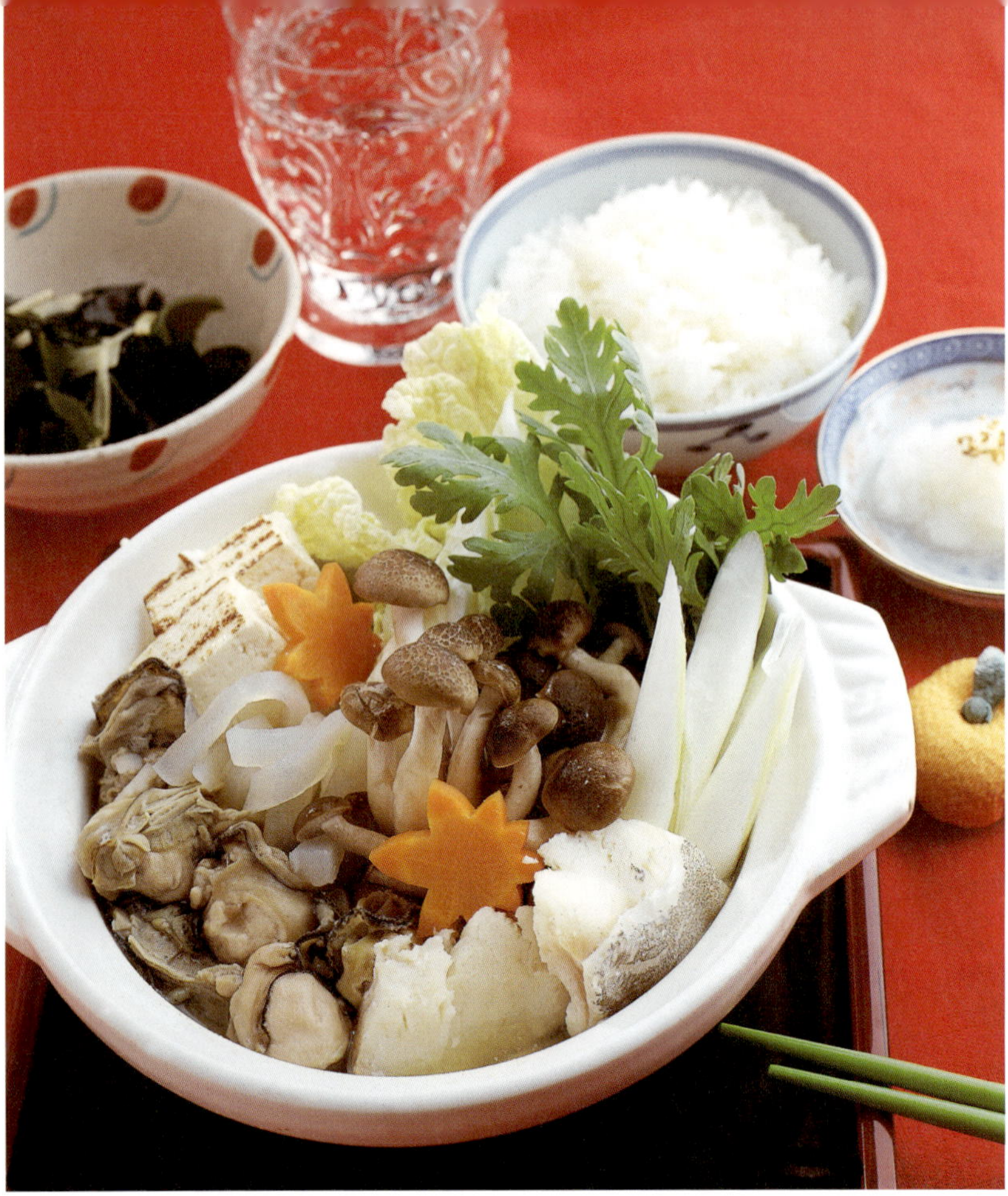

①カキと野菜のみそ鍋
②わかめ、しょうがの酢のもの
③大根おろし
④ご飯
⑤生水（自然水）

①カキと野菜のみそ鍋

［材料］（2人分）

カキ……………………200ｇ
たら……………………2切れ
白菜……………………2枚
ねぎ……………………1本
春菊……………………1/3束
しめじ…………………1/4株
焼き豆腐………………1/2丁
にんじん………………厚さ5㎜の輪切り4枚
しらたき………………1/3袋

だし汁…………………カップ2
みそ……………………大さじ6
みりん…………………大さじ1
酒………………………大さじ2
塩………………………少々

［作り方］

①カキはざるに入れ、塩水の中で振り洗いします。たらはひと口大のそぎ切りにします。

②白菜は大き目に切り、ねぎは斜めに切り、春菊はそのまま入れます。しめじは石づきを落として小房に分けます。

③焼き豆腐を大き目に切ります。

④色どりになるにんじんは、型があるときは、それを使って抜くときれいです。その前に、にんじんはさっと下ゆでしておきます。また、しらたきも下ゆでし、食べやすい長さに切ります。

⑤みそはみりんと酒を加え、よく混ぜておきます。

⑥鍋に、だし汁を入れて煮たて、⑤のみそ2/3を溶き入れます。

⑦下ごしらえした材料を鍋に入れ、煮ながらいただきます。途中、残りのみそを足して味を整えながらいただきます。

②わかめ、しょうがの酢のもの

［材料］（1人分）

刻みわかめ……………4ｇ
しょうが………………1かけ
玉ねぎ…………………適宜

二杯酢……………………適宜
（作り方は四五ページ参照）

［作り方］

①わかめは、水にもどしてやわらかくなったら、ざるにあげて水気をきります。
②しょうが1かけは、せん切りにします。
③玉ねぎは、薄くスライスします。
④材料を混ぜて二杯酢をかけていただきます。

［健康メモ］

わかめは血液をサラサラにします。アルカリ性食品でヨード、カルシウム、ナトリウム、ビタミンAなどを含み、健康上、美容上とてもすぐれた食品です。さらに酢を用いて、消化・吸収をよくします。

③大根おろし

［作り方］

大根おろし大さじ3ぐらいを器に盛り、煎《い》りごまを少量かけます。

【冬の夕食におすすめの献立…2】

おもてなしにぴったり！
ヘルシー中華献立

中国の北京と西安を訪れたときに出会った私の大好きな料理をご紹介します。西安で食べた蒸しギョーザ三種と、北京で食べたクレープ風のねぎ巻きです。

中国では、家庭でのおもてなしの定番料理はギョーザだと、北京の方に伺いました。何種類も作ってお客様をもてなすのだそうです。お総菜風のものからデザート感覚のものまで、味も形も中身もバラエティー豊かです。日本では焼きギョーザが主流ですが、中国では蒸しギョーザや、水ギョーザの方が一般的です。油を使っていない分、あっさりしてヘルシーに食べられます。中国では、しょうゆとからしをつけていただきましたが、酢じょうゆでもおいしくいただけます。お好きなギョーザを、二、三種、作ってみましょう。

ここでご紹介するギョーザで、かぼちゃのギョーザは、かぼちゃの形に皮を形どり、くるみのギョーザは、くるみ風に皮を包みます。皮は端を水につけてくっつけます。

ねぎ巻きは、甜麺醤《テンメンジャン》を春巻きの皮に塗り、ねぎや香菜などを中に入れ、くるくるっと巻いて食べます。また、かにを入れるなど、具を工夫すれば、こちらもいろいろなバリエーションが楽しめます。

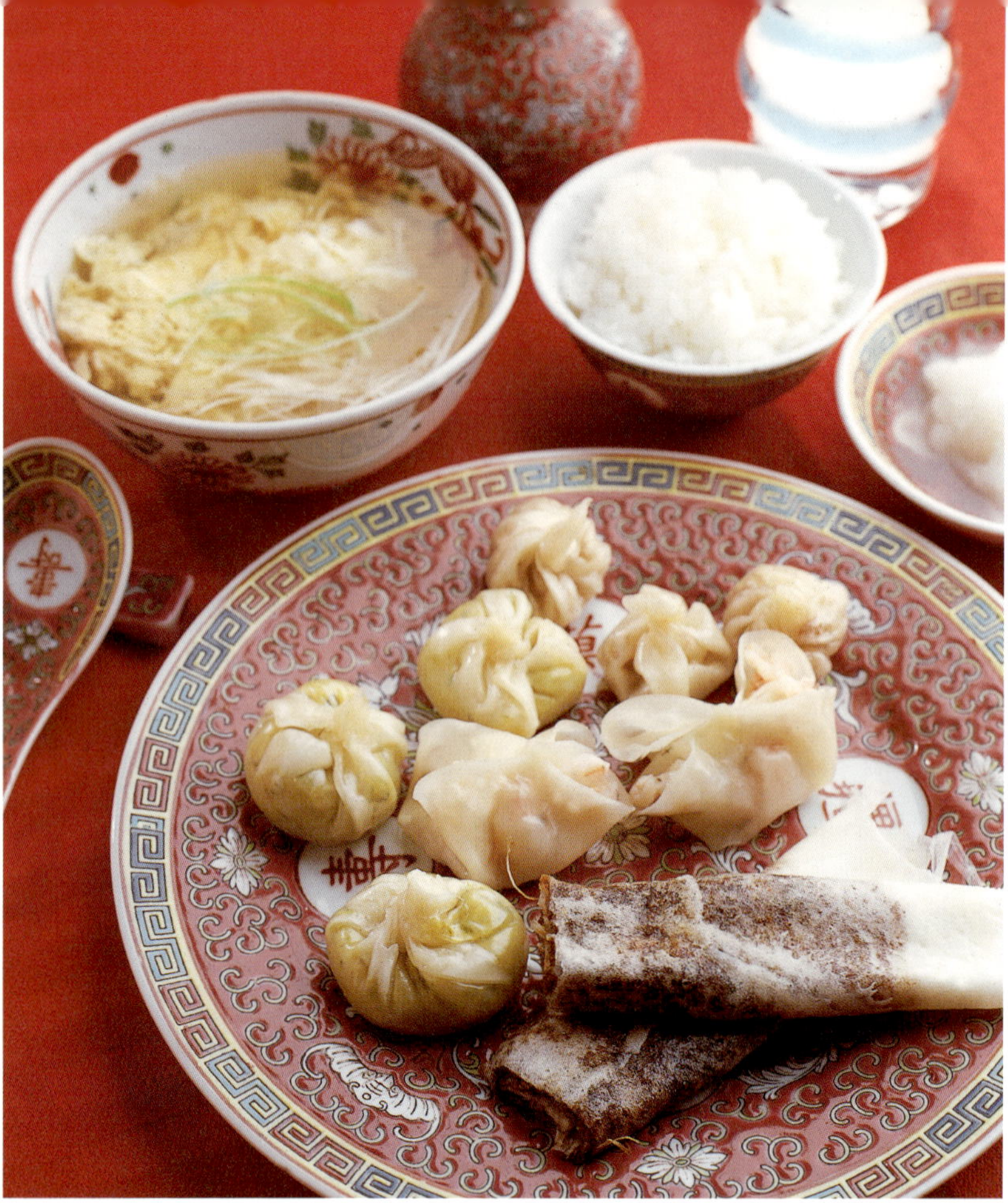

①3種類の蒸しギョーザとクレープ風ねぎ巻き
②ねぎと卵、しょうがのスープ
③大根おろし
④ご飯
⑤生水（自然水）

① 3種類の蒸しギョーザとクレープ風ねぎ巻き

（1）えびとしめじのギョーザ

［材料］（1人分）
ギョーザの皮……………3枚
えび……………………3尾
しめじ…………………適宜
塩、こしょう…………少々
しょうが汁……………小さじ1

［中身の作り方］
えび、しめじは細かく刻んで、塩、こしょうを振り、しょうが汁を加えて混ぜ合せます。

（2）くるみギョーザ

［材料］（1人分）
ギョーザの皮…………3枚
くるみ…………………3個
三温糖…………………少々
酒………………………少々

［中身の作り方］
くるみを荒みじん切りにし、三温糖と酒を加えて混ぜ合せます。

（3）かぼちゃギョーザ

［材料］（1人分）
ギョーザの皮…………3枚
かぼちゃ（つぶしたもの）…大さじ山盛り3
三温糖…………………小さじ2
塩………………………少々

［中身の作り方］
蒸したかぼちゃをつぶし、三温糖と塩を好みで加えて混ぜ合せます。

［（1）（2）（3）のギョーザの作り方］
（1）（2）（3）をそれぞれギョーザの皮で包みます。ギョーザの皮の端に水をつけてくっつけます。具ごとに包み方を変えると見た目もバラエティー豊かになります。

(4) クレープ風ねぎ巻き

[材料] (1人分)

春巻きの皮……………1枚
甜麺醤《テンメンジャン》……………適宜
ねぎ……………適宜

[作り方]

春巻きの皮に甜麺醤を塗り、細切りのねぎを中にはさんで細く巻きます。ねぎと一緒にかにやえびを入れるといっそうごちそうになります。春巻きの皮の端も、水をつけてくっつけます。

[(1)(2)(3)(4)の蒸し方]

蒸し器に蒸気が上がってきたら(1)(2)(3)(4)を入れて10分ほど蒸します。蒸し上がったら容器に入れて、つけダレをつけていただきます。

[つけダレの材料] (1人分)

しょうゆ……………大さじ1
溶きがらし……………少々
酢……………小さじ1

② ねぎと卵、しょうがのスープ

[材料] (1人分)

ねぎ……………5cm
卵……………1個
しょうが(すり下ろし)……小さじ1
だし汁……………カップ1
薄口しょうゆ……………少々
こしょう……………少々
片栗粉……………小さじ1/4

[作り方]

① だし汁に、薄口しょうゆ、こしょうを入れて煮たてます。
② 片栗粉を少量の水で溶き、煮汁に流し込みます。
③ とろみがついたところに、溶き卵を入れます。
④ 卵が半熟になったら、せん切りのねぎを入れ、ひと煮たちさせます。そしてしょうが小さじ1を入れます。

冬の酢のもの

……冬の献立に加えたい酢のものレシピ

（三杯酢、二杯酢、甘酢の作り方は、四五ページ参照）

●朝食●

例①――芽キャベツ、キャベツ、きゅうり、セロリ、ピーマン、バナナ、りんご（甘酢がおすすめ）
例②――甘えび、わかめ、木の芽（三杯酢がおすすめ）
例③――サラダ菜、菜の花、レタス、ピーマン、にんじん、バナナ、りんご（三杯酢がおすすめ）
例④――カリフラワー（生）、白菜、春菊、キャベツ、バナナ、りんご、柿（または干し柿）（甘酢がおすすめ）
例⑤――アボカド、バナナ、パセリ、きゅうり、青じそ、ピーマン、にんじん（二杯酢がおすすめ）
例⑥――レタス、山いも、青じそ、かいわれ、のり（甘酢がおすすめ）

●夕食●

例①――きゅうり、みつ葉、サラダ菜、ブロッコリー（生）、カリフラワー（生）（甘酢がおすすめ）
例②――もずく、オクラ
例③――かいわれ、キャベツ、クレソン、みつ葉、トマト、帆立貝柱
例④――もずく、ところてん
例⑤――セロリ、キャベツ、みつ葉、クレソン、玉ねぎ、わかめ（甘酢がおすすめ）
例⑥――芽キャベツ、青じそ、クレソン、きゅうり（甘酢がおすすめ）

ジュースの効用

水溶性のビタミンやミネラルは、すぐに吸収されるので、手作りの野菜やくだもののジュースは、それらを食べるよりも即効性があります。ただし体質によって、野菜やくだものをジュースにするとお腹がゆるむ人は、むりをしてまで飲む必要はありません。

夏場は氷を入れるとよりいっそうおいしくなりますが、お年寄りや体の弱い人、病気の人は、体を冷やすので、氷は入れない方がよいでしょう。若い人や体のじょうぶな人は、氷を入れて飲むと刺激となり、体が燃焼します。わが家では、いちばん使いやすいジューサーミキサーを買って毎日フル回転させています。

私の場合、くだものや野菜をジューサーで絞ってジュースにすると、できるだけすぐに飲むようにしています。その生のくだもの、生の野菜の生命力をそこなわないためです。味もその方がおいしく飲めます。時間をおくにしても、10分以内に飲み、すぐに飲まない時は生命力を失わないために氷を入れておきます。

疲れた時や体力をつけたい時、その効用のある生のくだものや生野菜をジュースにすると、即効性があるので大助かりです。ただ、くだもののジュースのとり過ぎは、とり過ぎた果糖が脂肪に変わることがあるので、飲み過ぎないことが肝心です。自分の体質に必要な分だけとるようにしましょう。私は、日中30分〜40分ほどのウォーキングをして、体の余分な脂肪を燃焼させるよう心がけています。

[1]……美容ジュース

[材料](1人分)

デラウエア……1房

豆乳……コップ½

抹茶……小さじ1

蜂蜜……大さじ2

[作り方]

① デラウエアはよく洗います。

② 粒を枝からはずして、皮つきのままジューサーで絞ります。

③ そのあと、ほかの材料も全部合せて軽くミキサーにかけ、氷を浮かべて飲みます。

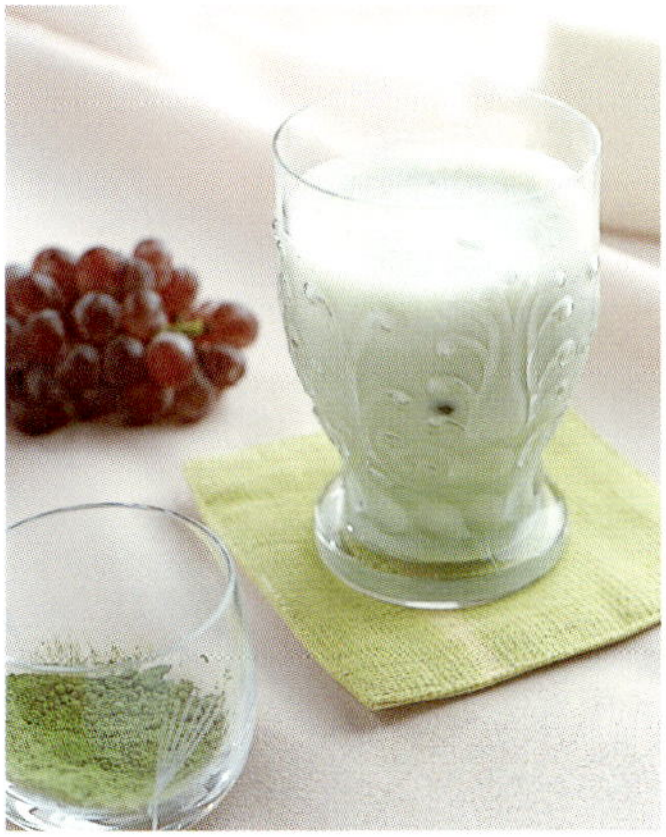

[効果]

デラウエアには美白効果があり、新陳代謝も促します。また豆乳から良質なたんぱく質もとれます。ジュースは、絞ったらすぐ飲みましょう。生命力が失われないうちに飲むのが原則です。デラウエアがなければ、他のぶどうでも同様の効果は期待できます。

[2]……精神安定のためのジュース

[材料](1人分)

ぶどう(とくにデラウエア)………15~20粒

(または巨峰3粒ぐらい)

にんじん…………………中½本

りんご……………………½個

レモン……………………½個

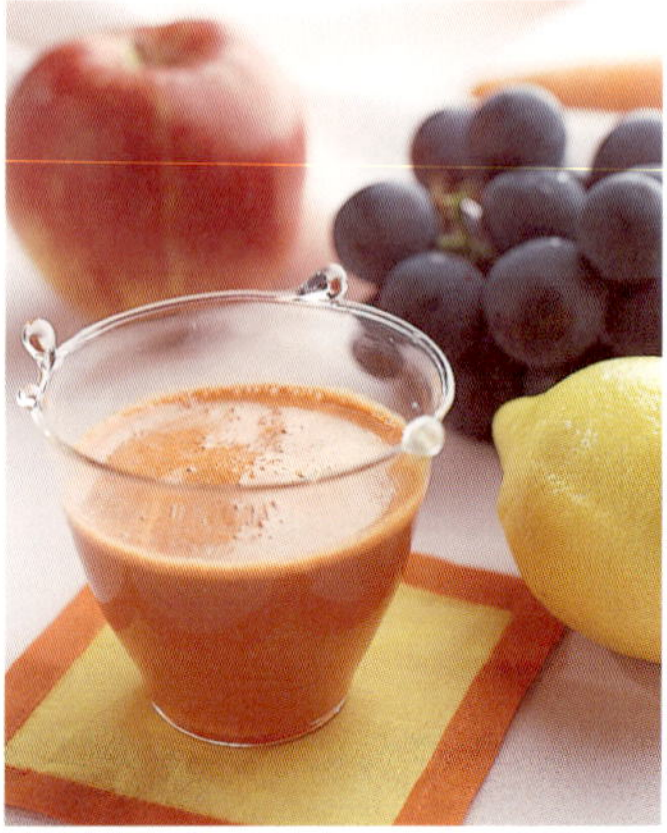

[作り方]

① 材料を洗い、にんじん、りんごは皮をむき、適当なサイズに切ってジューサーにかけます。ぶどうは皮つきでジューサーにかけます。

② 氷を浮かべてすぐ飲みます。

[効果]

気分がゆったりと落ち着きます。

[3]……元気が出るジュース（1）

［材料］（1人分）

卵白……………………½個
きな粉…………………大さじ1
蜂蜜……………………大さじ1
レモン…………………½個

［作り方］

① 卵白、きな粉、蜂蜜をミキサーにかけます。
② そのあと、レモンを½個絞り、水を加えて、コップ7ぶん目くらいにして飲みます。

［効果］

卵白は良質のたんぱく質で、体力がつきます。きな粉は植物性たんぱくで、やはり体力がつきます。レモン汁にはビタミンCがいっぱいです。効果として体力がつくだけでなく、美白作用があり、消化吸収をよくする働きもあります。

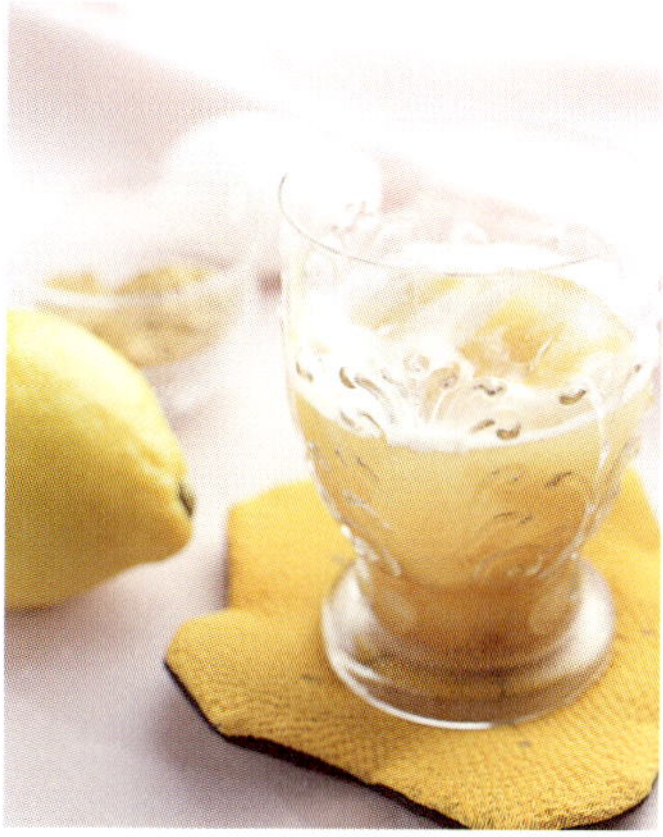

[4]……元気が出るジュース(2)

[材料](1人分)

豆乳……カップ½
卵黄……½個
蜂蜜……大さじ1

[作り方]

材料を一度にミキサーにかるくかけ、氷を浮かべて飲みます。

[効果]

卵黄は、煮たり焼いたりするとコレステロールが強くなりますが、生のままならよいでしょう。元気の出る元になります。豆乳は、良質のたんぱく質、鉄分を含んでいます。蜂蜜は体内でグリコーゲンに転化されてエネルギーを生むため、体があたためられて元気が出ます。

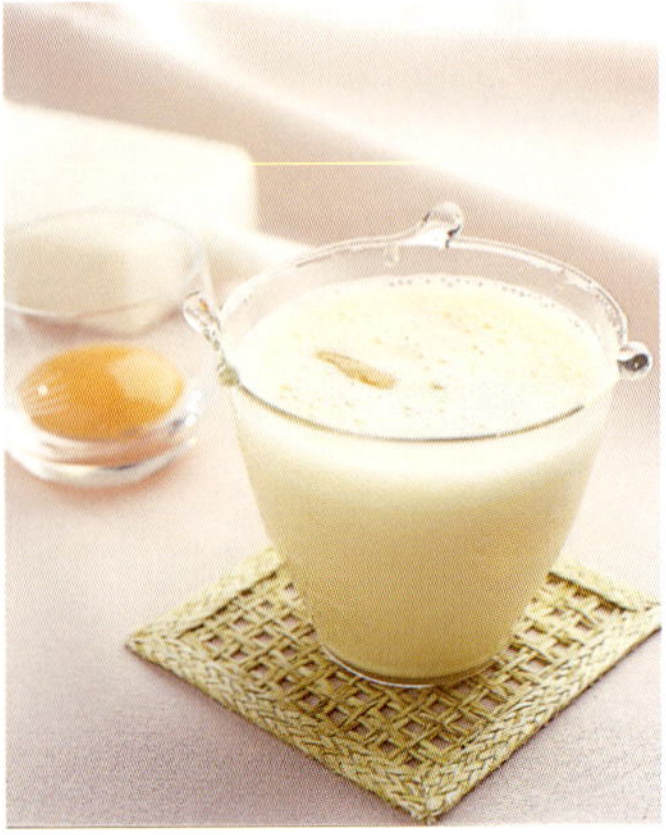

［5］……脳力を高めるジュース

［材料］（1人分）

レモン……………………1個
卵白……………………1個分
蜂蜜……………………小さじ1

［作り方］

まずレモンの絞り汁、卵白、蜂蜜を合せ、生クリームをホイップする簡単な泡立て器で攪拌《かくはん》します。5㎜ほど泡が出たところでやめます。これを4～5時間おいてから、全体を軽く混ぜて飲みます。

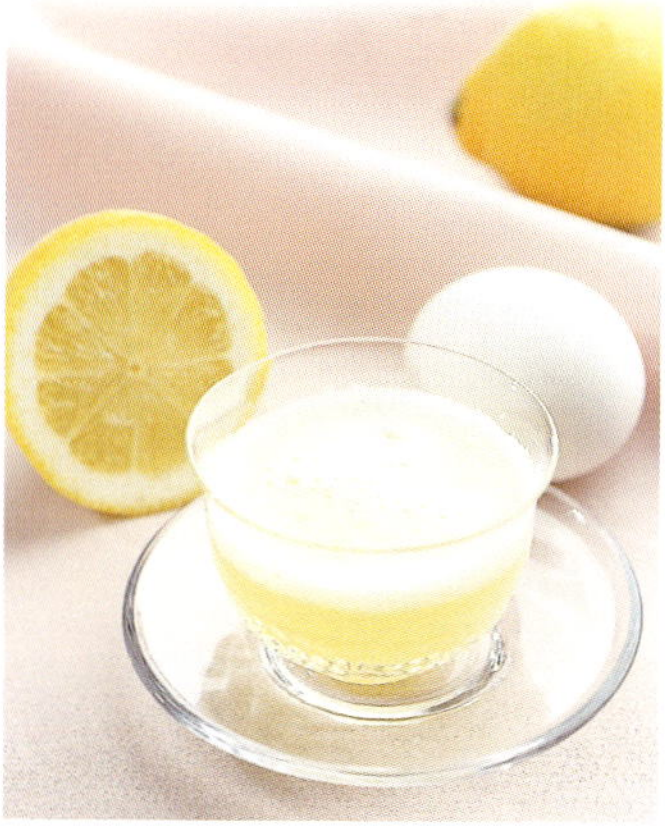

［効果］

泡立てた卵白にレモン汁を加えて攪拌すると、2つが化合して、4、5時間ほど経つとリン酸カルシウムという成分ができます。これは記憶力などの能力を高め、老化防止の効果があります。飲むときは、軽く混ぜて飲みます。2回に分け、朝食後と夜8時ごろに飲むとよいでしょう。

ただし、小学4年以下のお子さんは、自分の体に充分リン酸をもっているので、このジュースを飲むと過剰になり、のぼせたりするので飲ませないでください。

[6]……体を軽くするジュース

[材料]（1人分）

巨峰……………………15粒

[作り方]

材料をよく洗い、皮つきのままジューサーにかけます。

[効果]

ぶどう（巨峰）にはカリウムが多く含まれ、鉄分も含まれています。効用として、皮膚呼吸をよくし、体の毒素やガスを出す働きがあるため、体調を整え、体を軽くします。ぶどうをそのまま食べるよりも、ジュースにすると消化吸収がよくなるので即効性があります。

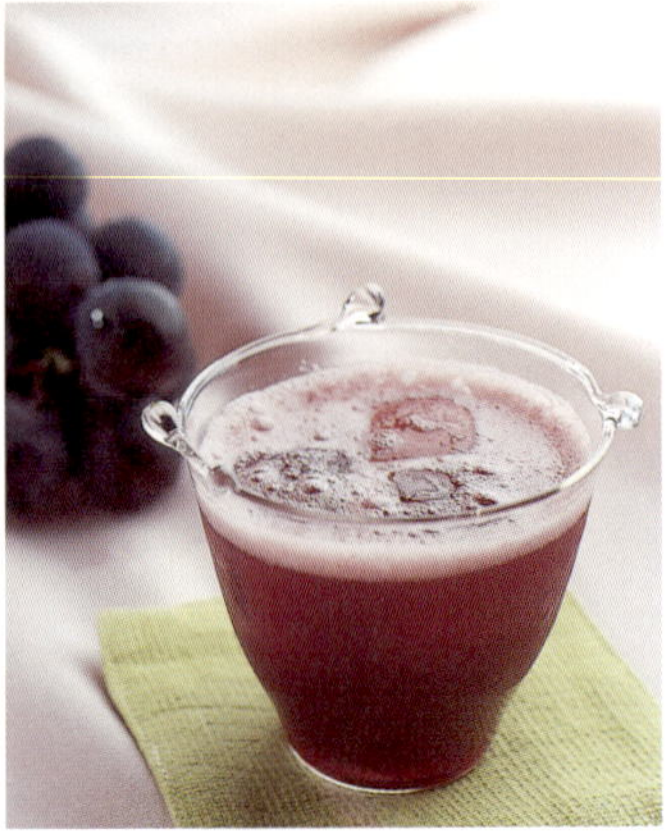

[7]……疲労回復ジュース

[材料]（1人分）
セロリ……………………………… 1/5本

[作り方]
① セロリをおおまかに3cmくらいに切ります。
　葉の部分も少し入れます。
② これに水を加えて、ミキサーにかけます。そしてすぐ飲みます。

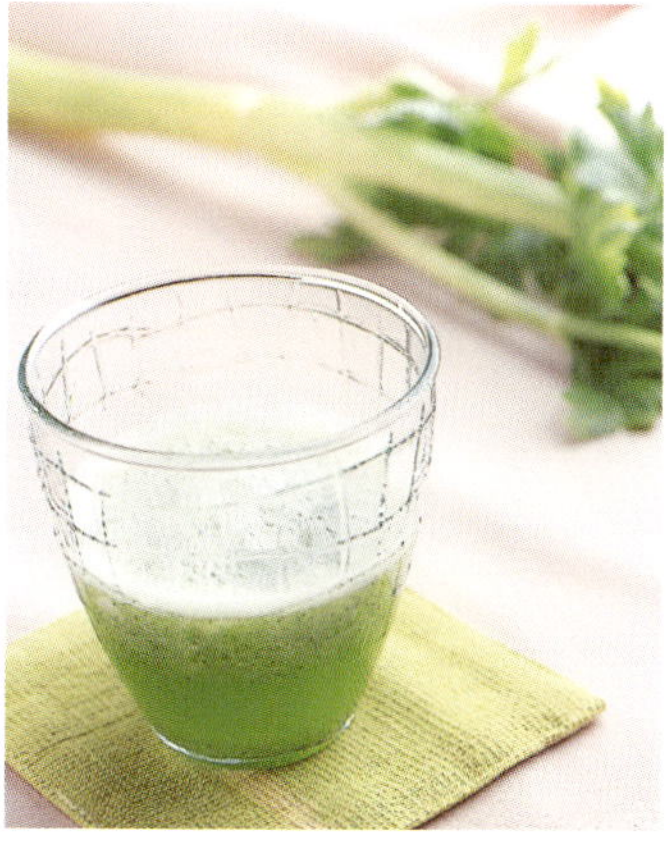

[効果]
セロリに含まれる精油は、間脳を刺激し、脳力を高める働きがあります。同時に疲労回復や精力剤としての効果も抜群です。体力がつき、気分がたいへんさわやかになります。セロリをそのまま食べるよりも、ジュースにする方が消化吸収がよく、即効性があります。食べるのが苦手な人もセロリの栄養をとることができます。

[8]……体力をつけるためのジュース

[材料]（1人分）

グレープフルーツ（ホワイト）……中玉½個

オレンジ…………………………1個

こんぶのエキス…………………大さじ1

（10㎝ぐらいに切ったこんぶを4時間以上水にひたしてとったエキス）

[作り方]

くだものはそれぞれ半分に切って、手で絞る簡単な絞り器で絞ります。絞り器はプラスチック製よりも、ガラス製のものの方が絞りやすいでしょう。絞ったジュースにこんぶのエキスを加え、よく混ぜます。

[効果]

グレープフルーツは、カリウムを多く含んでいます。ホワイト（白玉）とルビー（赤）がありますが、特にホワイトは、ビタミンCが多いため、血液を弱アルカリ性にして、疲労を速やかにとってくれます。オレンジにもビタミンは多いのですが、特にビタミンAとBが多く、体力をつける効果があり、エネルギッシュになります。オレンジはまさに太陽のエネルギーをいっぱい吸収しているので、体力をパワーアップさせてくれます。

こんぶはヨード、カルシウムを多く含み、成人病の予防にもなります。

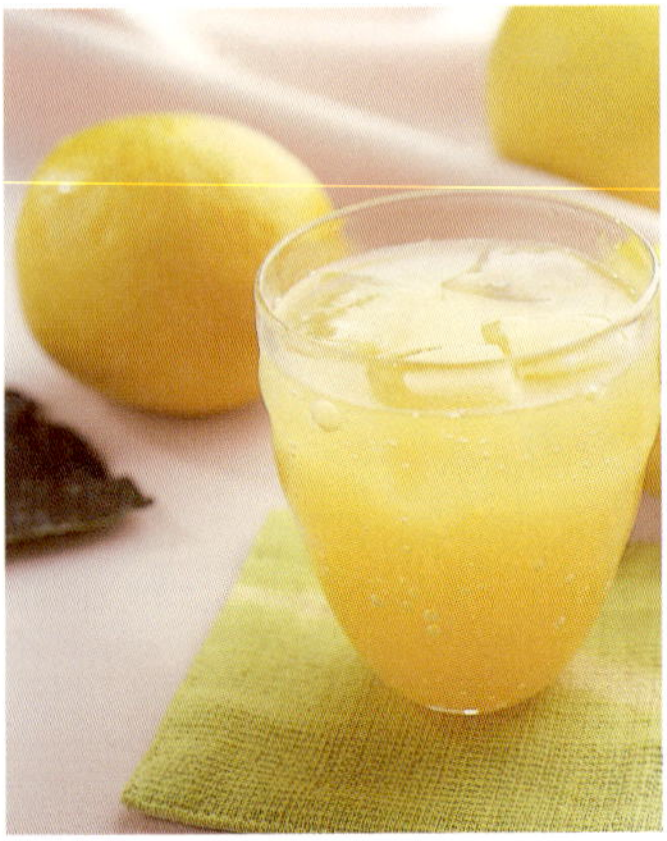

[9]……ダイエット効果のあるジュース

[材料]（1人分）
ゴーヤ……中くらいのものを1/5～1/6本（少量）
レモン……1個
蜂蜜……大さじ1
水……コップに7ぶん目

[作り方]
ゴーヤを半分に切って種を除いたあと、ジューサーで絞ります。これにほかの材料を全部入れて、スプーンで混ぜます。水と氷をたっぷり入れた方がおいしいでしょう。

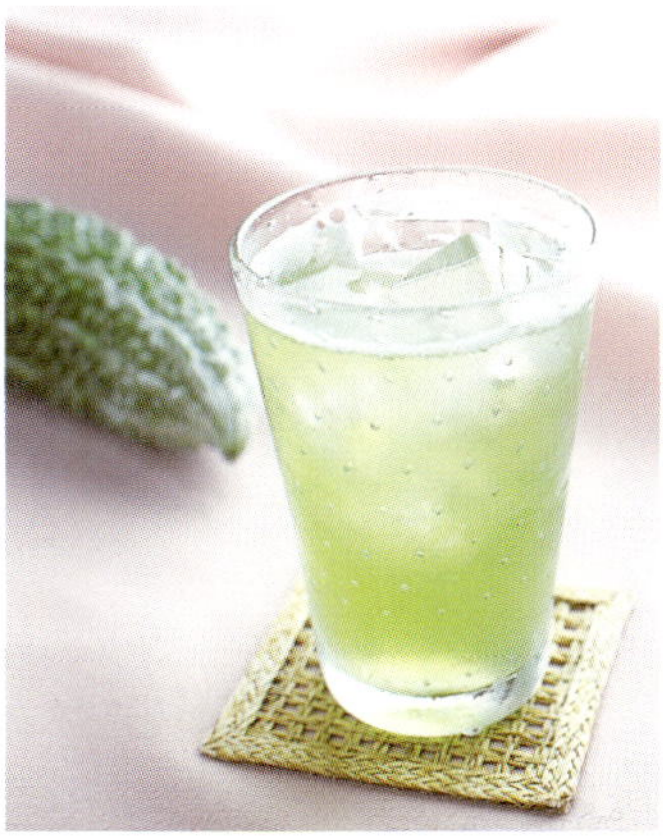

[効果]
ゴーヤは、ビタミンKが多く、血液を浄化させます。肝臓・腎臓によいでしょう。ダイエット効果があり、体をスッキリさせます。肝臓・腎臓によい食物ですが、ゴーヤが多いと、どうしても苦味が出ますから、量は少な目にし、水と氷をたっぷり入れてお飲みください。沖縄の街で、日中、太陽がさんさんと照る中で、ゴーヤとシーカーサー（すだちによく似た沖縄特産の柑橘類）の大きなコップ1杯のジュース（中に氷を入れたもの）を飲みましたが、本当においしかったです。肉を食べる地方では、その分、肝臓・腎臓を強くするゴーヤをとる必要があるのだと思います。大きなコップに氷をたっぷり入れて飲むとおいしいですよ。レモンのかわりにシーカーサーを2、3個絞っても同じ効果があります。

【10】……肝臓・腎臓によいジュース

【材料】（1人分）

赤くて大き目のトマト……………1個

【作り方】

なるべく大き目に切って、全体をジューサーにかけて飲みます。ジューサーにかけるときに、水を少し入れると、ジュースの出がよくなります。

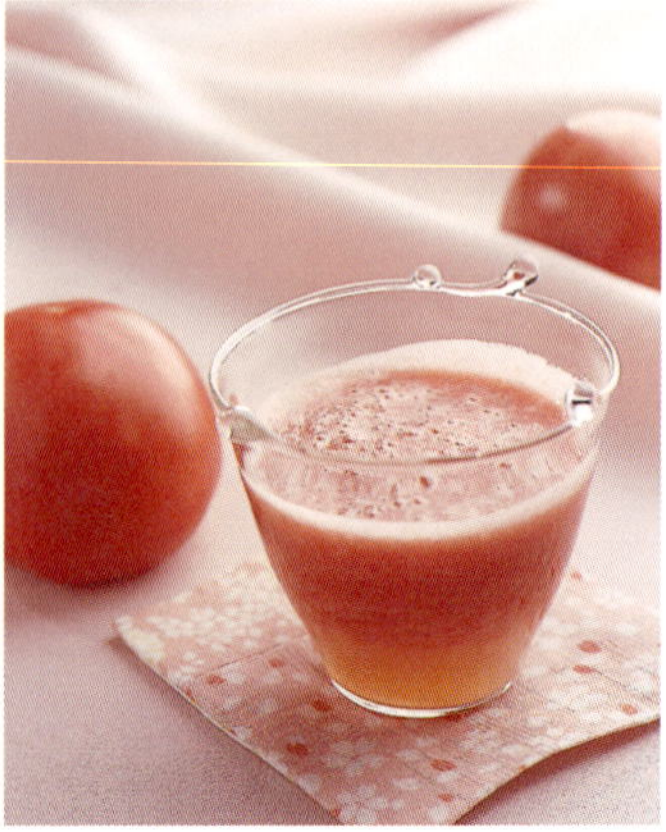

【効果】

肝臓、腎臓が弱っているときに即効性があります。また二日酔いに最高によく効きます。お酒を飲んだあと、飲みすぎたとき、少し飲んでもフラッとしたとき、すぐにトマトジュースを飲むと、回復が早く、二日酔いになりません。やはりトマトをそのまま食べるより、即効性があります。

なお、夏の疲労回復には、すいかのジュースもおすすめです。夏の疲労回復には、水分とともに糖分が大切になってきます。でんぷんやくだものの糖分は、体温の調節や保温作用を促すのです。すいかには水分と糖分とビタミンがいっぱい含まれています。男性で、すいかが苦手という方がいらっしゃいますが、そんな方はすいかを絞って飲むと飲みやすいのでおすすめします。レモン汁を加えるとすいかのビタミンが体内によく吸収されます。また、すいかは、肝臓や腎臓をじょうぶにします。分量は1人が1回食べるくらいでよいでしょう。

〔11〕……内臓を強くするジュース

〔材料〕（1人分）

じゃがいも……………………………中$\frac{1}{2}$個
にんじん………………………………中1本
りんご…………………………………中$\frac{1}{4}$個
キャベツ………………………………$\frac{1}{2}$枚

〔作り方〕

①じゃがいも、にんじん、りんごは皮をむきます。
②全部をジューサーにかけます。

〔効果〕

内臓の強化、特に腸の弱い人は毎朝食後に飲むと腸がじょうぶになります。私は毎朝飲んで腸の具合がとてもよくなりました。また、血流がよくなり、頭の回転も早くなります。私の場合、飲み始めてから20年近くなります。肌のキメが細かくなり、肌や髪がしっとりするようになりました。にんじんは体力をつけます。じゃがいもは血流をよくします。

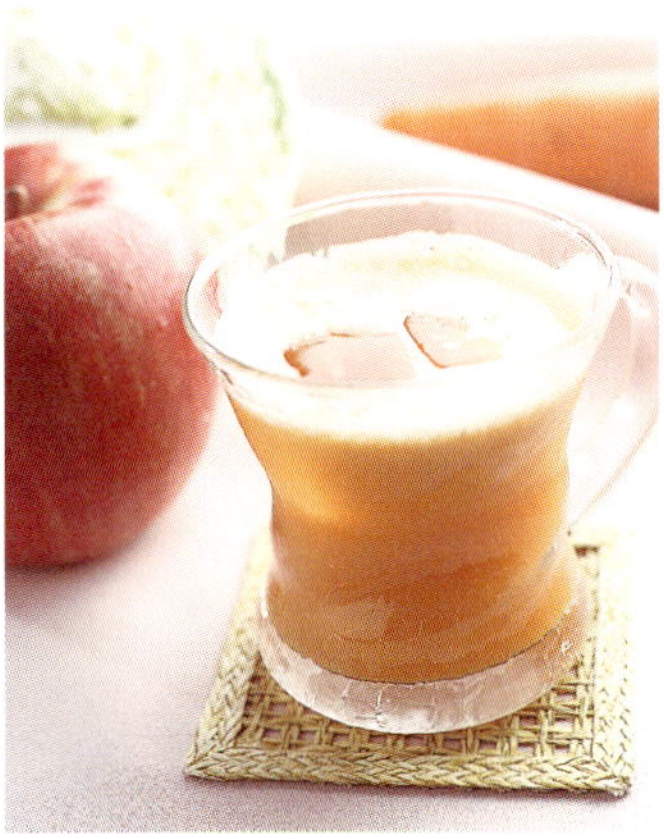

元気の出るデザート2種

［1］……おやつ感覚のヨーグルト

［材料］（1人分）

ヨーグルト（プレーン）……1人分
枝つきの干しぶどう……10～15粒
コーンフレーク……適宜
モッツァレラチーズ……1㎝四方のものを3～4個
ミント……3、4枚

［作り方］

① 1人分のヨーグルトを、おしゃれなガラス器や、アイスクリームの容器に入れます。
② 枝つき干しぶどうは、30分ほど熱いお湯につけて少しふやかし、粒だけを器に入れます。
③ コーンフレークとモッツァレラチーズをまわりに散らします。コーンフレークのシャキシャキ感もおいしさを増します。
④ ミントを3、4枚添えます。

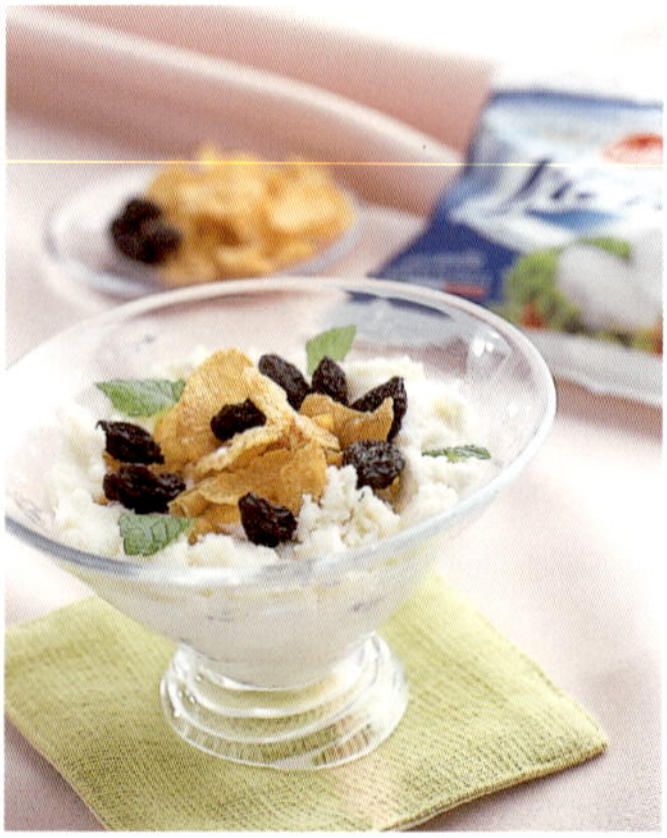

［効果］
枝つきの干しぶどうはアメリカ産のもので、無農薬のオーガニック農場でとれたものが多く、太陽の光をたっぷり浴びた栄養価の高い食品です。ヨーグルトは、鉄分、カルシウムが多く、腸を整え、便秘解消効果があります。

［2］……ココナッツミルクとすいかのデザート

［材料］（1人分）
缶入りのココナッツミルク……カップ½
牛乳……カップ1
すいか……適宜
蜂蜜……少量

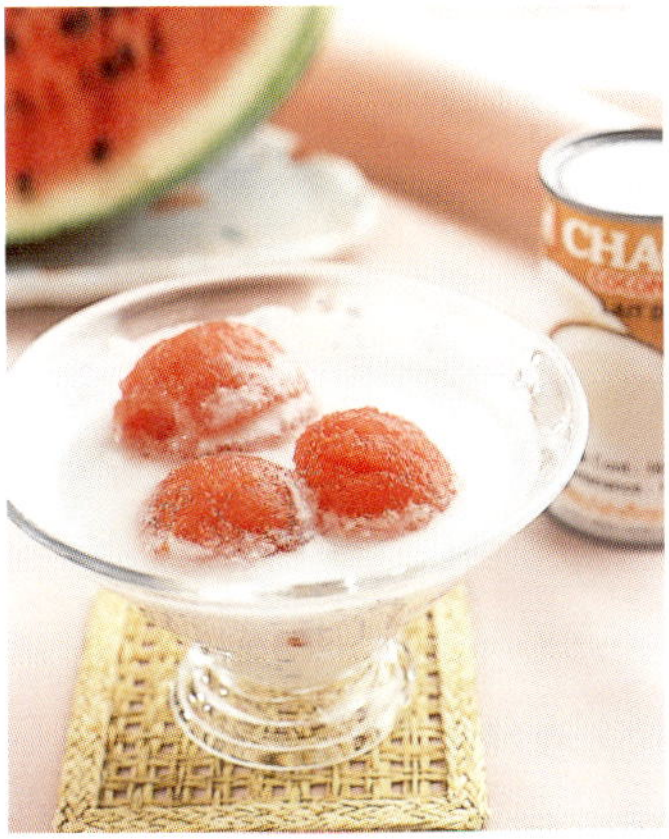

［作り方］
①ココナッツミルクと牛乳を混ぜて、弱火で煮たつまで煮ます。蜂蜜も少量入れます。
②全体がまろやかになったら、火を止めて冷やします。
③すいかを丸く（丸みの深い軽量スプーンを使うとよい）くり抜いて、3つ、4つ入れたらでき上がりです。

［効果］
ココナッツミルクはカロリーが高く、ビタミンも豊富なので元気が出ます。

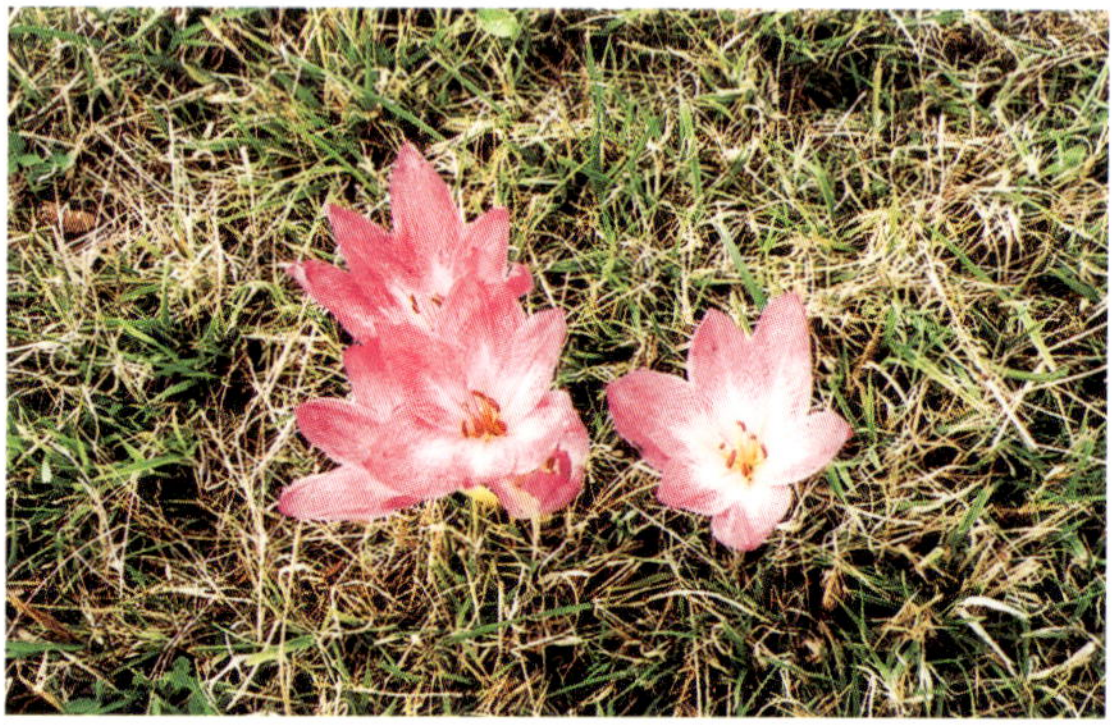

イギリス、リーズ城の庭園にて

心と五感のトータルヒーリング

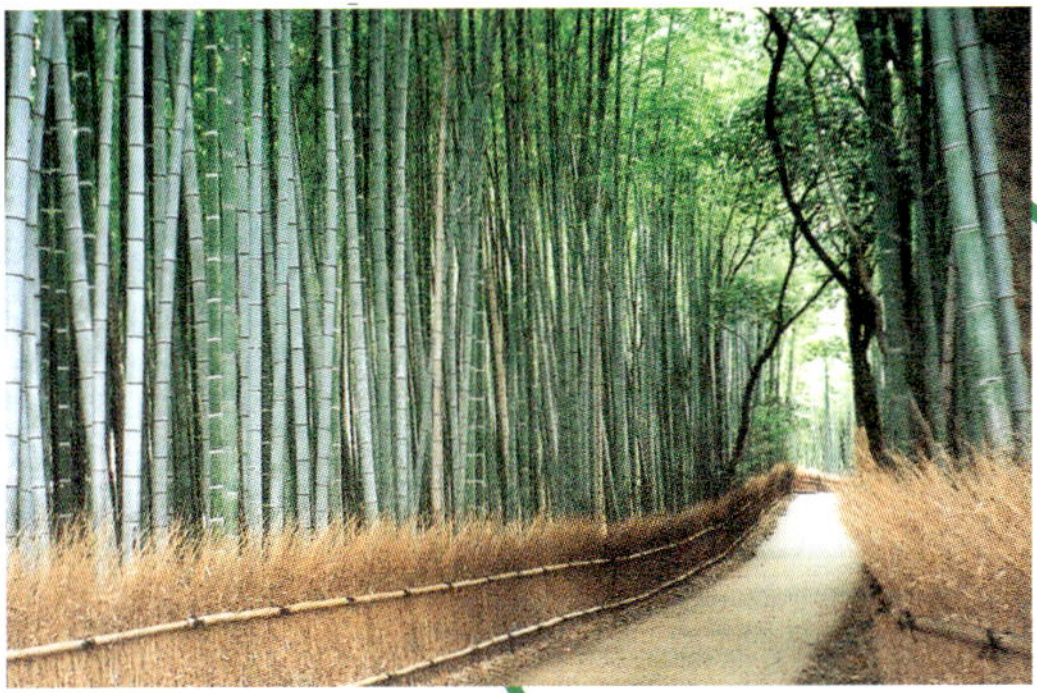

京都・嵯峨野にて

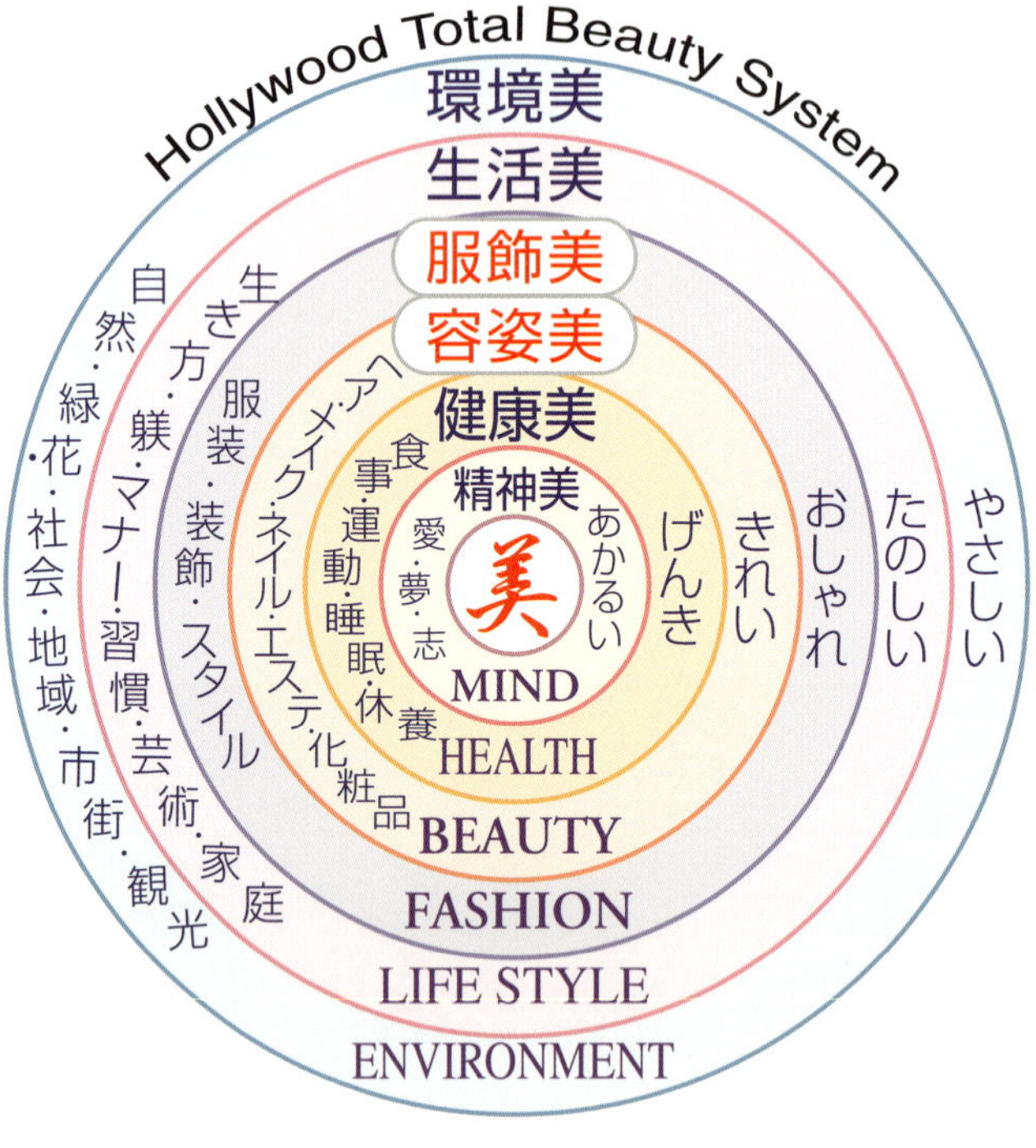
Hollywood Total Beauty System
環境美
生活美
服飾美
容姿美
健康美
精神美
美
愛・夢・志
あかるい
MIND
食事・運動・睡眠・休養
げんき
HEALTH
ヘア・メイク・ネイル・エステ・化粧品
きれい
BEAUTY
服装・装飾・スタイル
おしゃれ
FASHION
生き方・躾・マナー・習慣・芸術・家庭
たのしい
LIFE STYLE
自然・緑・花・社会・地域・市街・観光
やさしい
ENVIRONMENT

◆「精神美・健康美・容姿美・服飾美」のビューティーライフデザイン

平成十五年の春、「六本木ヒルズ」がオープンしました。六本木ヒルズは、港区六本木六丁目の再開発（通称、六六開発）によって誕生した最先端のファッショナブル・タウンです。

六本木ヒルズの三万坪の敷地には、超高層のオフィスビルをはじめ、各種のブティックやレストランなどの商業施設、映画館や美術館などの文化施設、ホテル、住宅棟など、最先端の施設が並んでいます。オープン以来、都内有数の人気スポットとして定着しつつあります。

私たちハリウッド・グループも、六六開発の当初から、このプロジェクトに参画して地域の人たちと一緒に計画を進めてきました。そのかいあって「六本木ヒルズ」の玄関口にあたる場所に、十二階建の「ハリウッド・ビューティープラザ」をオープンさせることができました。地下一階は、東京メトロの六本木駅です。

「ハリウッド・ビューティープラザ」ビルの色は、日本人が愛する桜色、また玄関には日本の精神文化のシンボルである鳥居を、紅花口紅のイメージで二本の赤い柱を立て、美容の殿堂としたいとの想いを込めました。

だれでも美しい人生（ビューティフル・ライフ）を楽しめるように、そのために、私たちの仕事があると念じて、ハリウッド・ビューティープラザは建設されたのです。合い言葉は「Enjoy Beautiful Life」です。

つまり健康になって、美しくなって、人生を大いに味わい、エンジョイして生きることの勧めです。そのためのライフスタイルを提案したいのです。その基本となるのが、①「精神美＝HEART」、②「健康美＝HEALTH」、③「容姿美＝BEAUTY」、④「服飾美＝FASHION」の四つです。

まず「精神美」心の美容です。明日への夢を持って常に前向きに生きる心の持ち方です。

次に「健康美」です。人はやはり健康でなければ、本当の美しさ、いのちの輝きがでません。健康をつくるのにまず大事なのは食事です。それは私たちが研究・実践している美容健康食（美健食）がまさにそうです。さらに、運動することによる健康法も大切です。

「容姿美」は容姿の美しさを実現するための方法で、ヘアデザイン、メイクアップ、ネイルケアー、エステティックなどがあります。「服飾美」はファッション（服装・装飾）です。

この「精神」「健康」「容姿」「服飾」の美しさが総合的に一つとなったライフデザインが、それぞれの世代と季節のリズムに合わせ適切に生活にいかされることが大事です。そこででてくるのが「ライフサイクル」という考え方です。

◆宇宙のリズムを生活のリズムに活かす

「春」の章でもご説明しましたが（三五ページ）、私たちの「一生」は、四つの時期に分けることができます。①少年期（〇歳～）、②青年期（二十五歳～）、③熟年期（五十歳～）、④老年期（七十五歳～）です。同じように「一年」も四つに分けることができます。春（立春～）、夏（立夏～）、秋（立秋～）、冬（立冬～）の四つです。

同じく「一日」も同じく四つに分けてみましょう。朝（午前三時～）、昼（午前九時～）、夕（午後三時～）、夜（午後九時～）の四つです。もっといえば、「一月《ひとつき》」も月の運行により四つに分けることができると思います。

この考えは、自然界のバイオリズムにもとづいています。人生のリズム（年代）、年のリズム（季節）、月のリズム（週）、日のリズム（昼夜）です。この四つは「方位」に対応します。春＝東、夏＝南、秋＝西、冬＝北です。本書も四つの「季節の章」にして、それぞれの季節に対応した料理とエッセイをちりばめました。

なお、右のような季節の分け方は、旧暦（太陰暦）の考えに近い分け方です。（地球が太陽の周りを一周する時間を一年とすることで定められた暦が現在の太陽暦であるのに対し、月の運行を基準として定められた暦が太陰暦で、明治五年まで使われていました。これによると一ヵ月は二九日か三〇日となります）

五感のトータルヒーリング

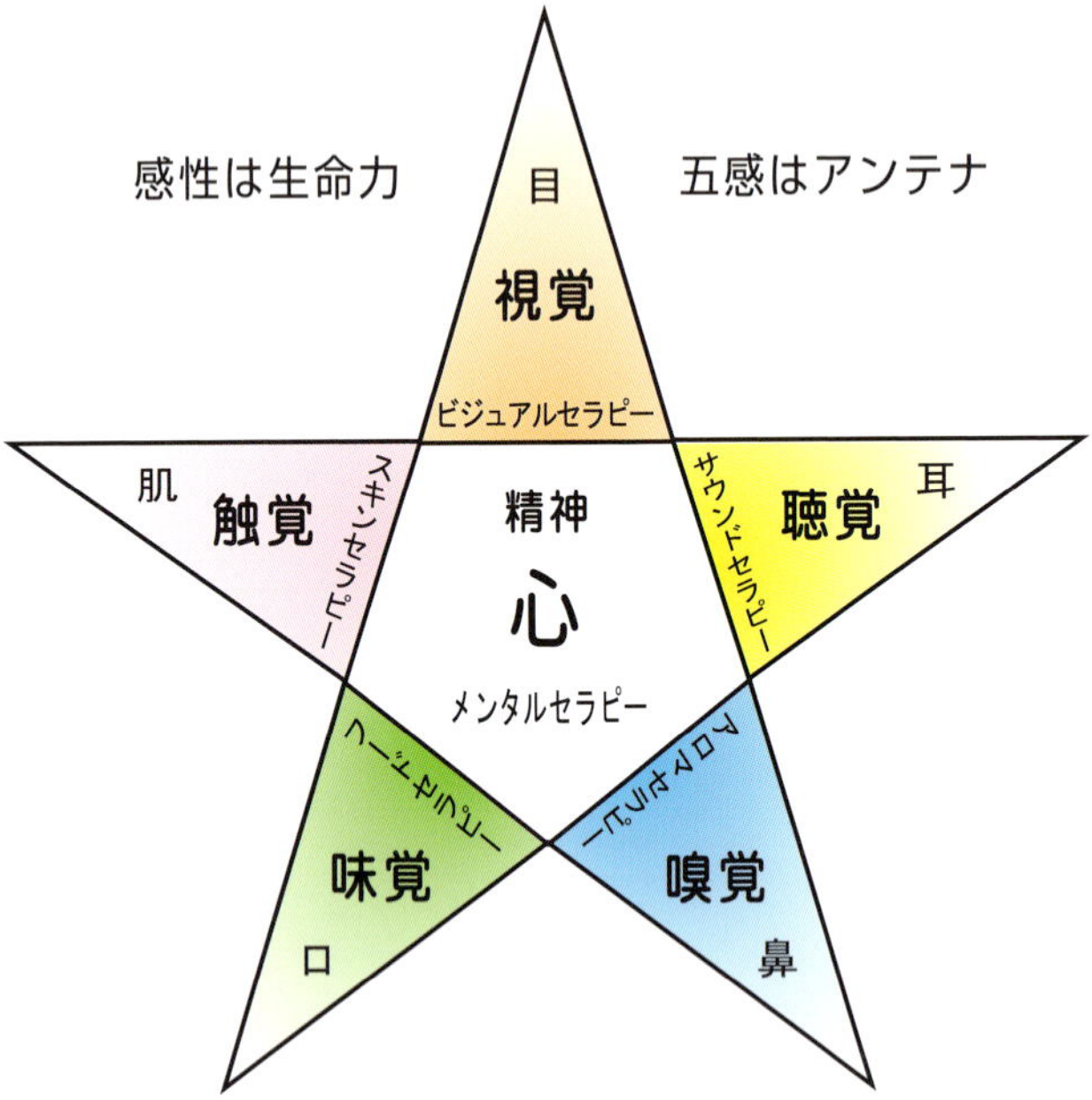

◆五感と心の癒し「トータルヒーリング」

二十一世紀の美容は、ただ外側からの美容だけでなく、心身ともに、つまり体の内と外から健康になって、いのちが美しく輝くことが大切です。

それには、五感からの癒しが必要だと、私は考えます。これを五感のヒーリングとよんでいます。五感とは「眼・耳・鼻・舌・身」の五つから生じる感覚のことです。つまりここでいうのは、視覚・聴覚・嗅覚・味覚・触覚の五つの感覚からのヒーリングのことなのです。

さらにその五感を統合する感性が、心、すなわち第六感です。五感からの波動が心に影響を与えるとともに、心の持ち方によって五感の感性も変化します。心と五感は、双方向的な関係にあるのです。つまり五感は、受信器としての働きと同時に、発信器としての働きがあるのです。

たとえば「視覚」と心も、双方向的つまり相互作用をする関係です。目は口ほどにものを言うといいますが、人は目で心の中を語っているのですね。心は視覚に表れます。心の眼が澄んでくれば、それまで見えなかったものが見えてきます。また逆に、目で感じることは、心に強く刻印されます。コトバや概念以上に、映像は人の心に影響を与えるものなのです。

視覚に訴えるものといえば色や形です。色や形を通してのヒーリング法をビジュアルセラピーといいます。ある色を見ることで癒される体験は、だれにもあるのではないでしょうか。また私たちは、風景や映像にも、感覚的に心地よさを感じ、心がなごんできたりするものです。

またたとえば「聴覚」と心の関係はどうでしょうか？　一般に、聞き上手な人ほど、心が広く安定しているといわれます。聞き上手は話し上手、という言葉もありますね。いろいろな音やコトバを聞き分けられるというのは、その人の心が広く多様性があるということです。同時に、音や音楽、あるいはコトバによって、その人の心は多大な影響を受けてしまうのです。

聴覚に訴えるものは、もちろん声や音です。音楽や、小川のせせらぎ等からのヒーリングは、サウンドセラピーです。

そして「嗅覚」も不思議ですね。日本には古来、香道というジャンルがあり、香りによって、さまざまな精神文化がつちかわれてきました。香道では「かおりを聴く」といいます。これは「香り」が、単に嗅覚を刺激するだけのものではなく、その他の感覚、つまり五感すべてに関係しているわけです。

嗅覚からの癒しは、香料や海や森の香りによるアロマセラピーです。最近のアロマセラピーのブームで、ハーブの香りの効用も、ずいぶん知られるようになりました。

つぎに「味覚」ですが、これは本書のメインテーマでもあります。これは食事療法で元気になることの側面と、美味しいものを楽しむという側面の二つがあります。美容健康食の研究家としては、味覚ばかりに走る食事の仕方はおすすめできませんが、体によいものを美味しく食べる、ということはとても大切です。これらはフードセラピーとよびます。「美味」という文字も、味わい深い表現ですね。

最後の「触覚」ですが、触覚のコミュニケーションは、まさに「触れることのスキンシップ」です。触覚を通して行なうスキンセラピーの代表は、マッサージです。美容室では、フェイシャルから全身エステまで行なっています。

お客さまは気に入った美容師さんに髪を触られるだけでも気持ちがいいものです。美容室に行って、癒されて帰ってくる人が多いのは、このためだと思います。ヘアスタイル、ヘアカラー、メイクアップ、ネイルケア、ネイルアート、エステティックなどの美容を体験しながら、ヘルシー・ジュースのフードセラピーと、すてきな音楽のサウンドセラピーも受けて過ごすのです。まさに五感のトータルセラピーと言えましょう。

それによって、第六感である心のセラピーはより一層すばらしいものになります。さらに、それにファッション性が加わることによって一段とヒーリング効果は高まります。

また、美容師はお客さまと「会話」をします。お客さまの思いに耳を傾けることも、美容師の大切な役目です。五感のそれぞれのセラピーにもまして重要なのが、この心のセラピーなのです。美容師はカウンセラーでもあるのです。

このように、五感と心（第六感）が相互に関係し合っていることを知ることは大切です。心の感性が弱いと、五感からの癒しがうまく受けられませんし、結果的に、心を強くすることもできません。逆に、五感の感性が弱いと、外界からの「心のセラピー」に有効な、いろいろなものを取り入れることができませんので、豊かな感受性が育ちません。

感性を育てることは、つまり生命力を高めることなのです。

感性を相互に高めることによって、どんな人にも、ささやかなものやことにも、愛の生命の波動を感じられるようなヒーリングの生活を楽しめるようになるのです。五感のセラピーと心のセラピーが相互作用をなし、愛のいのちが輝く「トータルヒーリング」とすることが私たちの目標なのです。

◆私の癒し――まず、視覚の癒し「ビジュアルセラピー」

これから、本書で主にとりあげた「フードセラピー」以外に、私自身がどのようなヒーリングを実践しているのか、少しご紹介したいと思います。

まず「視覚」からの癒しですが、やはり「色」を大切にしています。私は明るい色が大好きですが、たとえば、地味な服装のときは赤いブローチをつけるなどして、服のどこかに明るい色を入れるようにしています。

たとえば、講演の種類にもよりますが、原色ではなく、やわらかい色の服を着るときがあります。その方が精神性が表現できると思うときです。たしかに、繊細で精神的な話をするときは、あまり原色を着ない方が楽に話すことができます。

状況に合わせて、さまざまな場面で「色」を使い分けていくことはとても大切です。仕事のときとプライベートのときとで、服装やその色合いをガラッと変えてみることも、その場にふさわしいファッションをつくる上で大切ですね。また、仕事のときとプライベートのときので、メイクの色づかいを変えたり、ヘアスタイルを変えることも大切だと思います。

その人その人によって、ふさわしい色彩があるので、まずそれを発見することが大事ですね。私の場合は、カラーコーディネートで見ても、赤とかピンクが合っていると思います。

私の大好きな色はピンクです。やさしく幸せな気持ちになり、周りの人も幸せ感を感じてくれるように思います。

ひところは、黒・白・空色の三色しか着ない時期がありましたが、おもにそれは子どもを育てていた時代でした。でも仕事を再開し、人前でお話をするようになってからは、明るい色、きれいな色を着ることを心がけています。

食卓に掛けるテーブルクロスも、そのときの気分や季節によって使い分けることで、部屋の中に季節感を与えることになり、いつでも新鮮な気分になれるものです。私の場合は、カラフルな色彩や模様のクロスをしいて、その上に、大きな透明のビニールのクロスをかけ、時には小さな刺繍のついた丸いレースをその間に入れたりして、おしゃれなテーブルクロスを楽しみます。

花も同じです。私は季節を感じさせる花をかならず部屋に飾ります。春にはアネモネやグラジオラス、夏にはジンジャーの花……というように。それは、香りが楽しめるというだけでなく、花や葉っぱの色や形を見ていると心が癒されるからです。

◆音の癒し「サウンドセラピー」

「香り」や「色」にはリラックス効果があるだけでなく、使い方によっては、自分の気持ちをコントロールすることができます。若い人たちはとくにそうですが、そのもっとも顕著なものが「音楽」ではないでしょうか。

音楽の効用も、人によって違うと思いますが、私の場合は、仕事の前に、明るい言葉の歌詞が入った、お気に入りの音楽（歌）を聴くようにしています。ポジティブな音楽を聴いていると、不思議と気持ちが元気になってきます。時間のない時は五分でも聴きます。最近は、食事の準備をするとき、大好きな音楽をかけながらするようにしていますが、このおかげで、楽しく食事を作ることができています。

また、仕事を終えて家に帰ってきたときや、気分を変えるときも、楽しい音楽を聴きます。五分でもよいのですが、自分の気持ちの切りかえができる音楽があることが大事だと思います。「聴覚」からのセラピーでこういうものもあります。山梨県清里の家の横に小川があるのですが、春先、雪解けの小川のせせらぎを聴いていると、本当に心が洗われ、癒されます。もちろん、春先だけでなく、ふだん聞こえる静かな川の流れの音も気持ちよいものです。

ときどき浜辺を歩きながら、さざ波のよせては引く波の音を感じていると、地球の呼吸、そして脈拍を聴いている思いがして、自然の自分に戻り、おだやかな気持ちになれます。

部屋の花や観葉植物にも音楽を聴かせるようにしています。植木や花は音楽を聴くと楽しそうです。植木には、いい音楽を聴かせてあげるといいですね。人だけでなく、生き物は音楽が分かり、心が楽しくなるようです。この家の植木は、みんな楽しそうな雰囲気ですねと、友人にも評判です。

◆香りの癒し「アロマセラピー」

お手洗いに小さな花を一輪おいておくと、それだけで心がなごんできます。お花の代わりにハーブの葉を生けておくのも、よい香りがしてすてきです。

ハーブは生命力がとても強いので、窓をあけられないマンションでも、陽の当たる窓辺におき、少し空気の入れ換えをして、毎朝、水をあげると元気にどんどん大きくなります。

こうしておけば、ハーブのさわやかな香りが部屋に広がります。毎日の生活がとても楽しくなります。梅雨どきなど、ほうっておくとすぐにカビ臭くなる季節などには、とくに役立つと思います。

たとえば、レモンバームは、ティーポットに生の葉を入れてふたをして二分ぐらいすれば、香りのよいハーブティーになります。うすい色でも、成分が強いので、効果はじゅうぶんです。

体の調子が悪いときや疲れたときにはとくに効果的です。そして気持ちがリラックスします。疲れたとき、体調の悪いときほど、とくに私はハーブの香りが好きになります。そういうときほどハーブの香りによって心身が癒されます。

日本には、古来「香道」という高い文化があることを、もう一度見直したいものです。

◆マッサージとウォーキングの癒し「スキンセラピー」

私は毎日、朝五分ぐらい酵素パックで、顔のマッサージをしています。自分で自分をマッサージしているわけですが、生命力というか、エネルギーが湧いてきます。ちょうど気功と同じように、気が湧いてくるのです。内なるエネルギーが充実してくるのです。

つまり、血液の循環がよくなり、あたたかくなり、頭の回転もよくなり、脳力も高まります。一週間に一回は三〇分、あとは毎日五分ずつ。肌もきれいになり、メイクののりも抜群によくなります。手もマッサージすると、末梢神経が刺激を受けて体全体の血液の循環がよくなりま す。顔の内から外に、指先をらせんを描くようにしてマッサージし、指と指の間も刺激すると大変気持ちよいし、循環もよくなります。

これは「触覚」による癒しといえるでしょう。

もう一つ、気分を変えるのに有効なのが「歩く」ことです。私は毎日、三〇分から四〇分は続けてウォーキングするようにしています。坂道を歩いたり、階段をのぼったり、商店街の風景を目で見たりして楽しみながら歩くわけですから、私にとってはとても楽しいウォーキングです。もちろん、足に合ったウォーキング・シューズをはいてのエクササイズでもあります。

このようにウォーキング・シューズをはいて、世界中どこでも歩き回っている私ですが、歩くことは体調をととのえることにもなります。めずらしい道ばたの草花を発見したり、おしゃれな店を発見したりして、ワクワクします。

散歩が楽しいのは、ウォーキングにもなる上、ビタミンの生成を促す太陽光をたくさん体にとり入れることで、体調がととのうこと、また気分も変わるため、気持ちの切りかえによいですね。

また、景色や人の動きを見ながら歩くのはとても楽しいものです。とくにきれいな街並みを歩きながら、いろいろな店を見て歩いていると、五感の刺激になって、脳にもいいですね。

仕事であわただしく動くのと違って、リラックスして、いろいろ見ながら楽しみながら歩くのがいいのです。ウォーキング・マシーンを使うよりも、やはり大気にふれながら、太陽に当たるというのがとてもだいじです。体の中のエネルギー源を燃焼することができるし、体内の余分な塩分やガスなどを発散することができるんですね。

「歩く」ことは、人間にとっていちばん自然な運動です。第一、お金をかけなくてもできます。そして二〇分でも三〇分でも、休まずに続けて歩くことが、効果の出る秘訣です。

◆心の癒し「メンタルセラピー」

自分を変えるのには、食事で体質を改善することも重要ですが、まず第一に「精神」がどうあるかが大切です。つまり、人は「どのような精神の出会いがあるか」で、人生が決まっていくと思うのです。

父は「生長の家」を信仰していました。私もその創始者である谷口雅春先生の「実相哲学」を生きる指針とさせていただいております。また、現象的には肉体をもっているわけですから、これを活かすための食事をとれば、自分の中心である精神の方もさらに強くなっていきます。

心身は車の両輪といいます。その相互作用が大事なのです。

しかし私は、まず精神が大切だと思います。つまり、その精神を表現するために体があるわけで、生きている以上は、そういう意味で、この体をよくしていくのはとっても大切なことなのです。

これが私の基本的な考え方なのですが、あまりに精神、精神……といって、体を無視するような傾向はやはりよくありません。

まとめますと、五感のセラピーは、肉体的なセラピーを外部から与えるという意味だけでなく、心のセラピーにまで至ることが大切なのです。さらに、これとは逆に、心の栄養となる、よい話を聴いたり、よい本を読んだりすることは、もちろんメンタルセラピーには欠かせないことですが、同時に、五感と体にとっても大事なことなのです。

さて本書の最後に、私の精神的な支えについて、尊敬する父と母から受け継いだものを紹介したいと思います。

◆祈り

早朝、夜が白々と明け初める頃、地上の生命は眠りからさめて、一日の活動がはじまります。人間も同じ生命ですから、この時間帯に眠りから覚めるのが自然です。またこの時間帯は、霊感（インスピレーション）がひらめくときです。

私の場合も毎朝、早朝に起床して、心を静めて祈りのときをもちます。何をどう祈るのかというと、人それぞれ祈り方があるのでしょうが、形から見ると、私の実践している祈りでは、まず、天地を一本の縦糸でつなぐように背筋をスッと伸ばして正坐します。ということは姿勢がよくなります。これだけでも気持ちがスッとしてきます。

祈るときは、両手を合わせて合掌します。その時に、まず天地一切のものに感謝し、明るいことや、幸せなこと、楽しいことなどをイメージします。姿勢を美しくするということはとても大切なことに思います。

戦前の昭和十二年ごろ、母・メイ牛山は、生長の家創始者・谷口雅春先生を、寝台列車の中でお見かけしたことがある、と言っていました。そのとき母は、「なんと姿勢のいい方だろう！」と思ったそうです。後年、その人が生長の家の創始者であることを知ったのです。姿勢のよさに驚いただけでなく、「礼儀正しい方だ」とも思ったそうです。

◆父の信仰

ハリウッドグループ（化粧品、美容室、美容専門学校）の創業者である父・牛山清人は、美容界の織田信長とよばれるほど短気で気の荒い人でした。後年、肉食から自然食に変わったことでこの性格も変わっていきましたが、父を大きく変えたものに信仰があります。

信州、上諏訪の出身である父は、幼くして両親と別れ、叔父夫婦に育てられましたが、そこに同居していた祖母が大変信心深い人だったそうです。いつも祖母と一緒に仏壇に手を合わせていたそうです。

そんな父は、十七歳にして単身渡米し、苦労しましたが、豊かで貴重な体験を得て日本に帰国し、美容室を開きました。大正十四年のことでした。

やがて母・メイ牛山と結婚し、美容の事業をうまく軌道に乗せた父でしたが、慢性的な胃腸病に悩まされていました。その激しい性格と欧米流の食事が原因だったと思いますが、いつも薬に頼る生活をしていました。

昭和十四年、父と母はある年輩のご婦人のすすめで、赤坂にあった生長の家の道場に行きました。そこではじめて、父は谷口雅春先生のお話を聴いたのです。

谷口先生のお話は、人間というのは本当は「神の子」であり、善であり、明るい存在であるというようなお話だったそうです。

谷口先生の力強く、感動的なお話に、父は深く感銘したそうです。このような宗教的な話をいきなり聴いた父でしたが、抵抗感はなかったようです。というのも、アメリカで十年間生活していた父は、そこで「クリスチャン・サイエンス」という、ポジティブ・シンキング（積極的・肯定的な思考）をすすめるキリスト教新派の思想と出会っていたからです。抵抗感というより、宗教の話にはもともと関心があったようです。

父は毎日、朝の四時ごろに起きてお祈り（神想観）をし、読書や勉強をし、それから「人間神の子無限力」と書いてあるハチマキをして、トレーニングウェアに着がえて、長靴をはき、若い社員二、三人とともに庭仕事を一時間ほどしました。汗びっしょりとなってお風呂に入ってから、やっと朝食をとります。

そして再びハチマキをして会社に行って、毎朝、元気いっぱいで力あふれる朝礼を行なう、というのを日課としていました。

夜は九時になると「おやすみ」といって、自分の部屋のドアをパタンとしめてやすむという規則正しい生活をしていました。そして九十二歳ぐらいまでそれは続きました。それはもう徹底していました。

父は、昔気質の大変きびしい人でしたが、同時に深い思いやりをもっていました。社員の方々からは、きびしくて、かつやさしい社長さんと慕われていました。そして生まれ故郷の信州の川の清流のように純粋で、潔癖で男らしい人でした。

また大変きれい好きで、ダンディーで、白い麻のスーツがよく似合う人でした。そして、アメリカで訓練された、自分のことは自分でするという精神を実践する人で、いつも身のまわりを整理整頓していました。

◆父の波瀾万丈《はらんばんじょう》

父の母親は、父が三歳のころに亡くなり、父の父親は、その後しばらくして、単身でアメリカに渡りました。

その後の父は、母親の兄弟である咲平《さくへい》おじさんと彦《ひこ》おじさんに見守られ、育てられて、後見《こうけん》していただくことになります。

父の父親が渡米してから、父は霧ヶ峰に近い角間新田《かくましんでん》に住んでいた彦おじさんの家で育てられます。そのおじさんの家には、九人の子どもがいましたが、のちに作家となる新田次郎さんもその中の一人でした。ですから父と新田次郎さんとは従兄弟であり、兄弟のような仲だったのです。

父は十七歳の時、自分を残して渡米した父親を追って、単身アメリカに渡りました。そして彼の地で父親と再会を果たします。

再会すれば、きっと自分のことを大事にしてくれると期待していた父でしたが、その思いに反して、日本人街で小さなホテルを経営していた父親は、「自分の生活費は自分で稼ぐのがアメリカン・スピリットだ」と言って、生活費はいっさい出さなかったそうです。

　このようなわけで父は、毎日ホテルの皿洗いなどをして生活費をかせいだそうです。はじめは「ひどい父親だ」と思っていたそうですが、後年、父は私たちに、「生きることのきびしさを、身をもって教えてくれた父に感謝している」と言っていました。

　自由の国・アメリカで自立していくには、生半可ではやっていけないということを、経験を通して教えてくれたのです。父は心から感謝していました。

　父は十七歳にして英語を学ぶために、昼間、アメリカの小学校に通い、英語の基礎を学んでいました。そしてそれ以外の時間は働いていましたから、忙しい生活だったと思います。

　そして数年が過ぎ、ハイスクールに通うようになったころ、父は恩師であり、当時、ハリウッド映画の大スターだった俳優・早川雪洲《せっしゅう》さんと出逢うことになるのです。

　当時アメリカでは、催し物の一つとして、ボクシングと柔道などの対抗試合を多くの人が集まる会場でやっていましたが、ひょんなことから父はボクサーと試合をすることになりました。中学時代に柔道をやり、黒帯（有段）をもっていた父は、なんとこの試合で自分の倍ほどもある大男をやっつけてしまい、たまたまその会場にいた早川雪洲さんの目に留まったのです。

　その後、早川さんの弟子となって、俳優の修業をすることになりました。しかしその数年後、「日本はこれから美容が発展するだろう。君は、俳優としてより、この道を進んだ方がよい」と早川さんに言われたそうです。

また、当時のアメリカは人種差別が強く、日本人も差別の中で苦労していましたが、父は、その原因の一つとして、美容の面から見ると、差別する人とされる人の間には、相当の差があるからではないかと思ったのでした。そこで日本人を、差別されない一流の国民にするためにも、美容のレベルを一流にしたいという夢をもった父は、アメリカのハリウッドの最先端の美容法を日本に紹介するために、東京で美容室を開業しようと考えたのでした。

こうして父は、ハリウッドの映画出演で学んだヘアーやメイクアップの美容技術と化粧品の製造技術をもち、日本に帰国することになるのです。

ちなみに父はアメリカの小学校に通っていたとき、愛ふかい初老の女性である担任の先生から「ハリー」という愛称でよばれていたそうです。それで、映画の芸名を「ハリー・ウシヤマ」と名乗ることになったそうです。

◆積極思考の父母

父はつねづね、「自分が創業したときのことを大切にし、パイオニア精神がないと、何ごとも進歩・前進がない」と話していました。

一方、母・メイ牛山は、よく「昔のことをいってはダメ。つねに今、今。これから先のことを考えなきゃ」と人に話します。いつも前向きで明るい母。いいと思ったことはすぐに実行に移します。芸術的な感覚は人一倍で、何ごとにも「人マネはダメよ」と言っています。このような母だからこそ、いるだけでまわりの人に元気を与える存在になったのだと思います。

父と母は常に積極思考で強烈な個性と個性がうまくかみ合って、美容の事業を大きく成長させてきたのだと思います。まさに、夫婦は「一つ」ですね。

◆清里とのご縁

ポール・ラッシュ博士は、避暑地やリゾート地として有名な〝清里〟を開拓された方として広く世間に知られていますが、ハリウッドにも深いご縁があるのです。

ポール先生が来日されたのは大正十四年（一九二五）でした。関東大震災で甚大な被害を受けた東京と横浜のＹＭＣＡ会館の復興のためでしたが、実は後からわかったことですが、父もアメリカから、しかも同じ船で日本に帰国したのでした。

ポール先生は、その後ＹＭＣＡの復興と聖路加《せいろか》国際病院建設のために尽力され、立教大学と早稲田大学で教鞭《きょうべん》をとり、また宣教師としても活躍されていました。父は、帰国した年、神田三崎町に美容室をオープンしましたが、経営は思わしくありませんでした。

ある日、たまたまそこを歩いていたポール先生が、サロンの英語の看板を見て、なつかしく思われ、サロンにお見えになったのです。英語のできる父と話ができて大変喜ばれたそうです。そして、「ハリウッドにいたのだったら、美容室の名前は『ハリウッドビューティサロン』にするとよい」

さらに、「こういう学生街の神田で、おしゃれな美容サロンが流行《はや》るわけがない。美容サロンを開くのなら銀座にしなさい。その前に、夏に軽井沢に出店して、一流のお客をつかむといい。軽井沢は高級な避暑地で、一流の客がいっぱいいる。そのお客が避暑から東京に帰るころ、銀座に開店し、そこでそのお客を迎えるとよい。オープンの時には、映画スターを招待して華やかにして、それをＰＲするのだ」

というように、アドバイスされたのです。このアドバイスのとおりに、父は軽井沢に出店し、大盛況のにぎわいを見せました。華族の奥さまやご令嬢、外交官や作家、女優さんなど当時のファーストレディの多くのお客さまに気に入られました。そこでアドバイスのとおりに、銀座にお店をオープンさせました。また、父は俳優だった人脈をいかして、女優さんを数多くお店によびました。これが記事となり、うわさとなって「スターが行く店」として評判になったのです。

このようにして「ハリウッドビューティサロン」が誕生しました。そしてほぼ同じ時期に、ハリウッド美容専門学校の前身である美容講習所の開講と、化粧品の製造を始めました。

その後、父はポール先生と、長年にわたって親しくおつきあいさせていただきました。そして、父だけではありません。私は結婚してはじめて知ったことですが、私の主人もポール先生とおつきあいをさせていただいていたのです。まだ早稲田の大学生だったころ、主人は毎年、学友たちとポール先生のお宅や清泉寮《せいせんりょう》に伺い、いろいろなご教示を受けていたのです。

ご縁とは不思議です。このように主人も私も、父と同じく、ポール先生を慕い、清里を愛するようになり、現在もこの地を第二の故郷として愛しているのです。

まさに清里は、ポール先生と、父と、主人の、不思議なご縁による、特別な場所なのです。

ハリウッド美容専門学校の学生は、創立の恩人・ポール先生の創立された清里の清泉寮を、創立の感謝とポール精神の研修の旅行で毎年訪ねています。

エピローグ

自然を通して、私たちはたくさんの真理を教えられます。とくに日本は、四季の移ろいがあり、春夏秋冬の自然のすばらしさを味わうことができます。このようなところから、情緒豊かな日本人が育つように思います。

刻一刻と変化する自然の生命のすばらしさを感じられる私たちは本当に幸せです。

食生活においても、その季節の自然の生命をたっぷり含んだ旬の食材を生かして、変化に富んだ食生活が楽しめます。日本に生まれて本当に幸せに思います。

今回、ご紹介いたしました献立のメニューは自分ですべて実際に作り、体調が整った体験を通して得たものです。みなさんの食生活の目安としていただければ幸いです。

これまで、一つ一つの食材のすばらしさを体で感じてまいりましたが、数年前、ある大きなスーパーで見つけた枝つき干しぶどうとの出会いも私にとって大きいものでした。輸入されたものですが、無農薬の比較的大きな黒いぶどうを、太陽の下で枝つきのまま干したもので、疲労回復によく、また鉄分も多く、脳を活性化して、集中力をつける働きがあります。

また、モッツァレラチーズとの出会いもすばらしい出会いでした。イタリアのお豆腐のようなモッツァレラチーズは、脂《あぶら》が少なく体に負担をかけず、良質のタンパク質とカルシウムを含むので、脳力を高めてくれます。

また最近は、たまねぎを生で毎日いただいています。水にさらさずに、有機農法のたまねぎをみじん切りにして、サラダに自然食品店で買ったすし酢で合わせるなど、いろいろな料理に使っていますが、たまねぎに含まれる「リン」は脳力を高めます。さらにたまねぎは血流をよくします。体内の雑菌を殺して、かぜの予防にもなります。

「薬」という字は草冠《くさかんむり》に楽、つまり草を食べて楽になるということと私は解釈しております。野菜や果物は薬といってよく、それぞれのもっている成分は人を健康にする素をもっています。これからも自然と共に生き、そして食材のすばらしさを学んでまいりたいと思っております。

ところで、主人のふるさとは宮崎県日南《にちなん》の油津《あぶらつ》です。そこは太平洋からの海のオゾンと肥沃《ひよく》な土壌で育った杉の山々に囲まれた土地で、陽ざしも明るく、自然の産物に恵まれた風土です。

主人と結婚してから、宮崎が私のふるさととなり、そしてすばらしい人々と自然に出会えたことに、とても感謝しております。また折々に出会う自然の産物からは、新しい発見がたくさんあります。

また最近、全国に出張する機会が多くなりましたが、それぞれの土地で、すばらしい自然とそれに育まれた食材に出会うのが楽しみとなりました。

「身土不二《しんどふじ》」といわれるように、その土地で育った食物をその土地で、旬の時に食べるのが最も理想的です。美容と健康のための食事のとり方を、日々新しく学んできて、とくにこの十年はお米の炊き方についても学ぶ機会を得ました。

日本の伝統的な炊き方で炊いたごはん、つまり鉄鍋や土鍋で炊いたものはおいしく、さらに米に含まれているでんぷんやたんぱく質が、体内に効率よく吸収されるため、健康にもよいということです。ちょうど十二年ほど前、体調が悪い時期があったのですが、このようなごはんのとり方で、調子がめきめきよくなったのです。日本の伝統食の良さをもう一度みなおしたいものです。

本書は、これまで私が体験してきて、本当によかったこと、感動したことを書かせていただきました。このことを通じ、少しでもみなさまが元気で美しく幸せであることのお役にたてば幸いです。

本書の完成までには、多くの方のご協力がありました。平間和美さま、渋谷葉子さま、そしてこれまで私の記事やレシピを発表していただいた雑誌に携わった方々にお礼を申し上げます。

さらに、本書を出版して下さった日本教文社の岸重人社長、永井光延専務取締役、田口正明第二編集部部長、ご担当の編集課長の田中晴夫さま、青田辰也さま、そして北島直樹さまをはじめ、関係者の皆さまに心より感謝申し上げます。そして、推薦の御言葉を頂きましたお茶の水女子大学教授・藤原正彦先生に、心より御礼申し上げます。また、巻頭の「出版によせて」を頂いた、母であるメイ先生に心より感謝をささげます。

そしていつも、共に生きる主人に、深い感謝をこめて。

夏　太陽の光の中で

平成十六年八月　　ジェニー牛山

◎著者紹介――ジェニー牛山　ハリウッド大学院大学教授　ハリウッド美容専門学校校長
学校法人メイ・ウシヤマ学園副理事長　美容研究所長

美容家・メイ牛山の長女として、長野県に生まれる。

東洋英和女学院短期大学、ハリウッド美容専門学校を卒業後、美容家への道を進む。

専門は、美容理論・美容文化史・ファッション文化論、特に美容健康食については長寿食・自然食等、独自の分野を開拓、ライフワークとなっている。

ビューティビジネス学会理事、世界美容家協会（ＩＣＤ）会員。日本風俗史学会会員。新聞や雑誌などへの執筆や、全国での講演などで活躍中。

著書には、『新版〈美・健・食〉入門』（日本教文社）、『病気知らずの食べ方があった』（文化創作出版）、『ビューティライフ』（文化創作出版）『Ｂｅａｕｔｙ　Ｂｏｏｋ』（ルックナウ）、メイ牛山との共著『きれいは命の輝き』（グラフ社）、『歴史を織りなす女性たちの美容文化史』〈全国図書協会推薦図書〉『美と健康のレシピ』（講談社）、『メイ牛山の世界』『牛山清人の世界』などがある。

元《げん》気《き》が出《で》る「美《び》・健《けん》・食《しょく》」

ジェニー牛山《うしやま》の美《び》と食《しょく》の四《し》季《き》

初版発行――平成一六年九月一日
七版発行――平成三〇年八月一日
著者――ジェニー牛山《うしやま》

発行者――岸　重人
発行所――株式会社日本教文社
東京都港区赤坂九―六―四四　〒一〇七―八六七四
電話　〇三（三四〇一）九一一一（代表）
〇三（三四〇一）九一一四（編集）
FAX　〇三（三四〇一）九一一八（編集）
〇三（三四〇一）九一三九（営業）
振替＝〇〇一四〇―四―五五五一九
印刷・製本――凸版印刷
装幀――清水良洋（Malpu Design）

ISBN978-4-531-06392-5　Printed in Japan

●日本教文社のホームページ　https://www.kyobunsha.jp/

日本教文社のホームページ

● **凡庸の唄**
谷口雅宣著

他より先へ行くことよりも大切なこと、他と競うよりも別の楽しみはいくらでもある――。心を開き、周囲の豊かな世界を味わい楽しむ「凡庸」の視点をもった生き方を称えた感動の長編詩。

本体463円

● **この星で生きる**
谷口純子著

未来を築く青年や壮年世代に向けて、人生の明るい面を見る日時計主義の生き方や、地球環境を守り、“自然と共に伸びる”生き方をやさしく説いている。

生長の家発行／日本教文社発売　本体833円

● **四季の恵み弁当――おいしいノーミート**
谷口純子著

健康によく、食卓から環境保護と世界平和に貢献できる、肉を一切使わない「ノーミート」弁当40選。自然の恵みを生かした愛情レシピと、日々をワクワク生きる著者の暮らしを紹介。（本文オールカラー）
生長の家発行／日本教文社発売　本体952円

● **新版〈美・健・食〉入門――楽しみながらキレイになれる法**
ジェニー牛山著

特別に美人でもないのに、不思議と魅力がある人、イキイキと輝いて見える人、健康的で個性が光る人……になれる。メイ・牛山の後継者が、21世紀の美容・健康・食事法のエッセンスを初公開。

本体1571円

● **きれいな女になあれ――女って、生きるって、こんなに楽しい！**
メイ牛山著

昭和初期、銀座のビューティサロンに登場した天才美容師・メイ牛山。美容界の最前線で生涯活躍し続けた著者が、そのドラマチックな人生を語り「生涯現役」のバイタリティーの秘訣を明かす。

本体1429円

● **わたしが肉食をやめた理由**
ジョン・ティルストン著　小川昭子訳　〈いのちと環境ライブラリー〉

バーベキュー好きの一家が、なぜベジタリアンに転向したのか？　食生活が私たちの環境・健康・倫理に与える影響を中心に、現代社会で菜食を選びとることの意義をやさしく綴った体験的レポート。

本体1200円

● **「いい顔」のつくり方――容貌と表情を変えると人生が一変する**
高戸ベラ著

「いい顔」になると運命さえも一変する――日本顔学会の評議員を務める著者が「いい顔」づくりの原理とワークを一挙に紹介。容貌・人間関係・性格・自信・健康……これらの改善に効果は絶大！

本体1238円

株式会社 日本教文社　〒107-8674　東京都港区赤坂9-6-44　電話03-3401-9111（代表）
日本教文社のホームページ　https://www.kyobunsha.jp/
宗教法人「生長の家」〒409-1501　山梨県北杜市大泉町西井出8240番地2103　電話0551-45-7777（代表）
生長の家のホームページ　http://www.jp.seicho-no-ie.org/
各本体価格（税抜）は平成30年7月1日現在のものです。品切れの際はご容赦ください。